DIE BEDEUTUNG DES MENDELISMUS FÜR DIE LANDWIRTSCHAFTLICHE TIERZUCHT

DIE BEDEUTUNG DES
MENDELISMUS

FÜR DIE

LANDWIRTSCHAFTLICHE TIERZUCHT

VON

J. H. W. TH. REIMERS

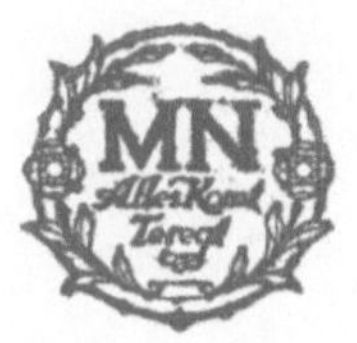

Springer-Science+Business Media, B.V.
1916

ISBN 978-94-017-6438-4 ISBN 978-94-017-6558-9 (eBook)
DOI 10.1007/978-94-017-6558-9
Softcover reprint of the hardcover 1st edition 1916

VORWORT.

Im allgemeinen ist es üblich dass der Verfasser sagt für wen er sein Buch geschrieben hat. Ich möchte mich diesmal, um nicht falsch verstanden zu werden, nicht an diese Gewohnheit halten. Ich habe meine Arbeit nicht geschrieben in der Absicht, der praktischen Haustierzucht direkt von grossem Nutzen zu sein, sondern stellte sie für diejenigen zusammen, die sich durch die grossen Lehrbücher: Johannsens Elemente der exakten Erblichkeitslehre, Baurs Experimentelle Vererbungslehre u.a. über den Stand der neueren Vererbungslehre bereits unterrichtet haben.

Mein Büchelchen kann vielleicht die Brücke bilden, die von der Theorie der Vererbungslehre zur praktischen Anwendung derselben und zu mancherlei Massregeln führt.

Für vieles ist auf diesem Gebiet noch keine Erklärung gefunden und eine strenge Anwendung der mendelistischen Theorien möchte in der Haustierzucht auch wohl kaum möglich sein, jedoch lässt sich manches aus ihnen ableiten, das uns eine klarere Einsicht für die Verbesserung unsrer landwirtschaftlichen Haustiere gibt.

Ich hoffe, dass nach mir noch viele andere dieser Frage näher treten und dadurch nicht nur die Theorien des Mendelismus verbreiten helfen, sondern zugleich auch zum Entwurf einer Züchtungslehre beitragen werden, die für die Haustierzucht von grosser Bedeutung sein kann.

Möchte es mir gelungen sein einen guten Anfang dazu gemacht zu haben.

DER VERFASSER.

INHALT.

I.

EINLEITUNG.

Seit der Wiederentdeckung der Mendelschen Untersuchungen durch de Vries, Correns und Tschermak hat der „Mendelismus" einen gewaltigen Aufschwung genommen und es sind auf allerlei Gebieten Beobachtungen und Untersuchungen über die Vererbung bestimmter Eigenschaften angestellt worden.

Nicht nur mit verschiedenen wild wachsenden Pflanzen, die als Selbstbefruchter bekannt waren, sondern auch mit Gartenpflanzen wie Levkojen, Löwenzahnvarietäten (Antirrhinum), Lathyrus u.a. wurden Untersuchungen über Vererbung angestellt; auch sind in den letzten Jahren landwirtschaftliche Kulturpflanzen wie Weizen, Hafer, Gerste, Mais, Erbsen u.s.w. in den Kreis der Betrachtungen gezogen worden.

Auf diese Weise ist Vieles über die Zusammenstellung dieser Pflanzen aus verschiedenen mendelnden Faktoren bekannt geworden und auch das Verhalten dieser Faktoren zu einander wurde eingehender beobachtet.

Während diese Untersuchungen anfangs nur wissenschaftliche Bedeutung hatten und ohne irgendwelche Rücksicht auf die Praxis der Pflanzenzüchtung angestellt wurden, bezweckten die späteren genauere Kenntnisse über gärtnerisch oder landwirtschaftlich nützliche und schädliche Eigenschaften zu sammeln und die Herstellung neuer Rassen und Varietäten in der Praxis zu erleichtern.

Hiermit wurde der Mendelismus von rein wissenschaftlicher Hypothese und Arbeitstheorie zu einer Art Züchtungslehre erweitert, die den Züchtern von Pflanzen und Tieren von grossem Nutzen werden kann.

Die bereits erwähnten Experimente mit landwirtschaftlichen Kulturpflanzen zeigen dies deutlich und augenblicklich ist es für jeden gebildeten Züchter eine zeitgemässe Forderung, sich mit den Ideen des grossen Mönches und seiner Anhänger gründlich vertraut zu machen.

Später wurden, besonders in Amerika, Beobachtungen über Mendelfaktoren bei Menschen und Haustieren angestellt und auch auf diesem Gebiete ist unter den schwierigsten Umständen bereits Wertvolles erreicht worden.

Die Untersuchungen über die Erblichkeit bestimmter Eigenschaften sind jedoch bei Menschen und grösseren Tieren weit schwieriger da es sich hier nicht um Selbstbefruchter handelt und die Anzahl der Nachkommen oft zu gering ist um zuverlässige Schlüsse aus den beobachteten Tatsachen ziehen zu können.

Seitdem bekannt ist, dass vielleicht verschiedene Abnormitäten wie Brachydaktylie, Albinismus, Retinitis, pigmentosa, Zwillingsgeburten, Hypotrichosis congenita familiaris u.a. auf die An- oder Abwesenheit bestimmter mendelnder Faktoren zurückzuführen sind, sind auch die Mediziner genötigt von dem Mendelismus Kenntnis zu nehmen.

In dieser Verbreitung des Mendelismus in wissenschaftlichen Kreisen liegt jedoch die Gefahr, dass er, wie so viele wertvolle Theorien, als die einzig wahre Züchtungslehre angesehen und in enthusiastischer Weise auch da durch seine Vertreter empfohlen wird, wo Beschränkung in der Anwendung gerade den grossen Meister zeigen muss.

Ebenso wird da, wo geniale Untersucher neben der wissenschaftlichen Seite des Mendelismus ohne genügende Kenntnis der landwirtschaftlichen Praxis, die Anwendung dieser Vererbungslehre auf die praktische Pflanzen- und Tierzucht predigen, nur zu oft vergessen, dass die Praxis erhebliche Schwierigkeiten mit sich bringen kann, von denen man sich im Laboratorium oder Versuchsgarten nicht hat träumen lassen.

Wenn wir es daher wagen Betrachtungen über die Möglichkeit anzustellen den Mendelismus auf die praktische Haustierzucht in Anwendung zu bringen und diese Anwendung für bestimmte Fälle ausführlich behandeln, geschieht dies um zu verhüten, dass sich Züchter, die mit den Schwierigkeiten dieser Anwendung nicht genügend vertraut sind, zu gefährlichen und kostspieligen Experimenten verleiten lassen.

Wir setzen daher in unserm Buch die Bekanntschaft mit dem Mendelismus voraus, da man über die Anwendung einer bestimmten Theorie doch nur dann reden kann, wenn die Theorie selbst bekannt ist.

Gerade in der Haustierzucht ist noch viel gegen eine systematische Anwendung des Mendelismus einzuwenden.

Er kann vielleicht eine wertvolle Theorie zur Erklärung verschiedener Tatsachen werden und die Zuchtwahl in ihren Einzelheiten verbessern, wird es jedoch niemals zu einer praktischen Züchtungslehre bringen; wohl kann er bei der Pflanzenzüchtung zu einer Veredelungslehre ausgebildet werden, die durch einfachere oder kompliziertere mathematische Regeln eine Neugestaltung der bis heute angewandten Methoden zur Veredelung von Kulturpflanzen zur Folge haben kann.

Möchte in Folgendem unsre These über den Mendelismus in bezug auf die Haustierzucht genügend bewiesen werden.

II

DER MENDELISMUS IN DER TIERZÜCHT.

Wenn wir mit den einfachsten Mendelfällen anfangen, wird sich später, je komplizierter die Faktorenketten und je grösser die Faktorenanzahl werden, direkt zeigen, dass diese komplizierten Mendelschemas in der Praxis schwer durchführbar sind und nur da, wo eine grosse Anzahl Nachkommen untersucht werden kann, einigermassen befriedigende Resultate erzielt werden können.

Wo nur eine kleine Anzahl Nachkommen auftritt, sind derartige Ungenauigkeiten zu erwarten, dass die Erreichung des Zieles bereits von vorneherein ausgeschlossen scheint. Auch da, wo durch weniger scharfe äussere Unterschiede die Bestimmung der Kombination aus den verschiedenen Faktoren nur nach jahrelangen Versuchspaarungen möglich ist wo also das Äussere der Individuen zur besseren Erkennung der erblichen Faktoren nicht beitragen kann, ist die Anwendung des Mendelismus sehr schwierig und wenn nur eine kleine Anzahl Individuen vorhanden ist, ist es denn auch fast unmöglich die genotypische Zusammenstellung der wenigen Nachkommen in Bezug auf bestimmte Faktoren festzustellen.

Fassen wir nur einmal qualitative Unterschiede selbst bei strenger Selbstbefruchtung ins Auge, so sind schon bei Pflanzen mit grosser Samen- also grosser Nachkommenproduktion aus Bauer [1]) Beispiele sehr komplizierter Art zu citieren, deren Erklärung zwar nach mühsamen Untersuchungen möglich war, deren praktische Anwendung jedoch stets sehr schwierig bleiben wird. (Man denke hier z.B. an die Fälle, wo Verhältniszahlen in F2 von 9:7 auftreten und die Farben der Blumen durch äussere Einwirkung von Licht oder Wärme schon bei genotypisch gleichen Individuen erheblich verschieden sind; oder an Fälle von Faktorenabstossung oder von Faktorenkopplung u.s.w.).

[1]) Experimentelle Vererbungslehre von Prof. Dr. Erwin Bauer.

Wir kommen später hierauf zurück, möchten aber für diejenigen, denen der Mendelismus weniger gut bekannt ist, ein kurzes Referendum über die wichtigsten Erscheinungen bei der Vererbung von verschiedenen Eigenschaften bei Pflanzen und Tieren geben.

Dieses Referendum bezweckt aber keine vollständige Übersicht über den jetztigen Stand der Vererbungslehre, es soll viel mehr mit einigen einfachen Beispielen die Prinzipien der Lehre behandeln und zugleich die praktische Anwendung berücksichtigen.

Um das Verständnis zu erleichtern, fangen wir mit dem einfachsten Mendelfall an, nämlich mit den Erscheinungen bei Kreuzung zweier Individuen, die nur durch einen erblichen Faktor unterschieden sind und deren Nachkommen sich durch Selbstbefruchtung fortpflanzen. Der phaenotypische Unterschied der verschiedenen Formen in F2 ist sehr scharf wahrnehmbar.

1. *Die Eltern unterscheiden sich durch einen Faktor, der äusserlich scharf wahrzunehmen ist.*

Die Bastarde sind selbstfertil.

Zum besseren Verständnis der ferneren Ausführungen halte man an der Annahme fest, dass es sich bei Unterschieden in Faktoren um die An- oder Abwesenheit irgend eines Faktors handelt. Eigentlich ist es dasselbe, als wenn man von zwei verschiedenen Faktoren spricht, die allelomorph sind.

Wenn z.B. eine Pflanze rote und eine andere weisse Blüten hat, kann man entweder sagen: den roten Blüten fehlt der Faktor für weiss — den weissen der für rot, oder die roten Blüten haben einen Faktor für rot, die weissen einen für weiss; bei der Bastardierung der Nachkommen aber werden sie mit einander verbunden (sind also allelomorph.)

Man muss also die rote Eigenschaft durch den Faktor R. und die weisse durch ein kleines r. angeben.

Auf Anregung von Correns, Bateson, Bauer, Castle, Nillson-Ehle und anderer Forscher hin nimmt man jetzt den Faktor, der bei den Nachkommen in der ersten Generation am besten zu sehen ist, stets als den anwesenden Faktor und den in der ersten Kreuzungsgeneration weniger gut sichtbaren Faktor als den abwesenden an.

Es giebt Fälle in denen es sehr schwierig ist heraus zu finden, welche Eigenschaft man durch die Anwesenheit und welche durch die Abwesenheit eines Faktoren erklären muss.

Wir können also in unserm Fall sagen:

R. ist ein Faktor, der bei Blüten irgend einer Pflanzenvarietät die rote Farbe hervorruft.

r. ist die Abwesenheit dieses Faktors, wodurch die Blüten weiss sind.

Da jedes Individuum aus der Verschmelzung einer männlichen und einer weiblichen Geschlechtszelle entsteht, ist also eine Blume mit nur roten Blüten durch zwei Buchstaben R anzudeuten. Bei der Bildung der Samenzellen werden jedoch, wie Mendel bewiesen hat, die mütterlichen und die väterlichen Faktoren wieder unabhängig von einander auf die Geschlechtszellen verteilt; nach den Gesetzen der Wahrscheinlichkeit müssen also bei dieser Verteilung die Hälfte der Geschlechtszellen den einen Faktor R., die andere Hälfte den anderen Faktor R. tragen.

Sind die Faktoren bei der Mutter und dem Vater dieselben, so bleibt es sich für die Art der Geschlechtszellen gleich ob sie den mütterlichen oder den väterlichen Faktor besitzen. Beide Eltern besitzen dann R. und aus der Vereinigung ihrer Geschlechtszellen geht wieder ein Individuum RR, also eine Pflanze mit rein roten Blüten hervor. Ist die Mutter aber rr und der Vater RR, so entsteht aus der Vereinigung der r Geschlechtszelle der Mutter mit der R Geschlechtszelle des Vaters ein Individuum Rr, das also entweder weisse, rote oder rosa Blüten trägt, je nachdem weiss über rot, oder rot über weiss überherrschend ist oder rot und weiss nicht überherrschend sind.

Im ersten Fall sieht die Blüte gerade so aus wie bei einer rein weissen Pflanze und man spricht in der Vererbungslehre von einem Dominieren der weissen Farbe. Umgekehrt kann die rote Farbe dominieren oder auch keine der beiden Farben; im letzteren Falle stehen die Nachkommen in der ersten Generation also in der Blütenfarbe zwischen den rein roten und rein weissen, sie tragen also rosa Blüten. (Der Bastard ist „intermediär").

Beiläufig sei hervorgehoben, dass vollständige Dominanz eher Ausnahme als Regel ist und dass die Nachkommen der ersten Generation hinsichtlich der Eigenschaften in denen sie sich unterscheiden, meistens eine intermediäre Stellung zwischen den Eltern einnehmen. Ein Individuum, das nur RR oder rr.Blüten hat, nennen wir in bezug auf diesen Faktor h o m o z y g ó t i s c h, ein Individuum, das den Faktor R und besitzt, also Rr ist, nennen wir: heterozygotisch. Kurzweg spricht man häufig von Homozygoten und Heterozygoten um anzugeben, dass für diesen oder jenen in Frage kommenden Faktor Homozygotie oder Heterozygotie besteht.

Ein Individuum Rr. wird aber, da in den Geschlechtszellen die Eigenschaft oder besser der Faktor R nur einmal anwesend ist, (zwei solcher Zellen bilden ja später wieder ein Individuum) Geschlechtszellen bilden, die entweder R oder r Blüten tragen, oder in der Presence-Absence- Theorie ausgedrückt, Zellen, die den Faktor für rote Blüten haben oder Zellen, denen er fehlt.

Werden also die Geschlechtszellen einer Anzahl Individuen Rr. gebildet, so werden, von besonderen Umständen abgesehen, eine gleiche Anzahl Geschlechtszellen mit R und mit r entstehen, bei der Paarung dieser Zellen kommen dann vier Möglichkeiten vor:

1. Eine Eizelle R paart sich mit einer Samenzelle R und liefert RR Individuen.

2. Eine Eizelle R paart sich mit einer Samenzelle r. und liefert Rr. Individuen.

3. Eine Eizelle r paart sich mit einer Samenzelle R und liefert Rr Individuen.

4. Eine Eizelle r paart sich mit einer Samenzelle r und liefert rr Individuen.

Das Resultat ist RR und rr Individuen in gleicher Anzahl und doppelt soviel Rr Individuen, die unter einander gepaart wieder dasselbe tun, wie die Rr Individuen in der ersten Generation. Es ist nun möglich, dass die rote Farbe der Blüten bei den Rr Individuen trotz des einmaligen Vorkommens des Faktors R äusserlich nicht von der Farbe der rein roten Blüten zu unterscheiden ist. Dann finden wir also als Endresultat 1 weissblütiges Individuum auf 3 rotblütige. Ist die Farbe jedoch wohl zu unterscheiden d.h. ist sie weniger intensiv als die rote Farbe der rein roten Blüten, so finden wir 1 weisses Individuum, 2 rosa Individuen und 1 rotes Individuum auf je vier Pflanzen. Wird nun mit den Nachkommen dieser ersten Kindergeneration, (filiale Generation, angedeutet durch F_1), also mit den Individuen der F_1 weiter gezüchtet und sind diese Individuen alle Selbstbefruchter oder werden sie durch geeignete Massregeln wie einschliessen u.s.w. zur Selbstbefruchtung gezwungen, so werden aus den rein weissblütigen Pflanzen nur weissblütige

Pflanzen hervorgehen, da diese in ihren Geschlechtszellen ja nur den Faktor r haben oder anders ausgedrückt, den Faktor für rot nicht besitzen. Es ist also ausgeschlossen, dass hieraus durch Selbstbefruchtung ein rosa oder rotblühendes Individuum entstehen kann. Aus denselben Gründen werden die rotblütigen Individuen nur rotblütige Nachkommen liefern und nur die Nachkommen der rosablütigen werden sich verhalten wie 1 weiss: 2 rosa: 1 rot.

Waren die roten und die rosablütigen Pflanzen nicht zu unterscheiden, so wird ein Drittel der rotblütigen Individuen aus F_1 rein rotblütige Nachkommen bilden, von zwei Drittel (die tatsächlich nur äusserlich rot, geschlechtlich aber rosa sind, wird sich die Nachkommenschaft wieder teilen in: 1 weiss: 2 rosa (äusserlich rot): 1 rot.

Ein Teil der rotblütigen Pflanzen zeigt also hier einen anderen Erscheinungstypus als nach ihrem Geschlechtstypus zu erwarten ist. Technisch ausgedrückt: Der Phaenotypus ist rot, der Genotypus ist rosa.

Hätte zwischen den Individuen freie Paarung stattgefunden, so würde das Endresultaat natürlich ein ganz anderes gewesen sein; hierauf kommen wir jedoch später zurück.

Da aber bei Selbstbefruchtung die Homozygoten immer wieder homozygotische Nachkommen liefern, und die Heterozygoten also die Rr. Pflanzen eine geteilte Nachkommenschaft, die zur Hälfte aus Homozygoten, nämlich aus RR und Rr Individuen und zur Hälfte aus Heterozygoten, Rr Nachtkommen, besteht, ist es selbstverständlich, dass:

Eine Bastardierung, auf welche später strenge Selbstbefruchtung folgt, nach einer Anzahl Generationen praktisch nur aus Homozygoten bestehen wird.

Diese, für die praktische Pflanzen- und Tierzucht fundamentale Regel werden wir noch mehrmals nötig haben.

Hier sind die Homozygoten den ursprünglichen Eltern gleich, es sind also keine neuen Formen entstanden. Treten jedoch mehrere Faktoren bei der Bastardierung auf, so muss die Möglichkeit bestehen, dass einer der Faktoren des ursprünglichen Vaters mit einem anderen Faktor der Mutter homozygotisch in einem Individuum in der zweiten Kindergeneration auftritt und auf diese Weise eine neue k o n s t a n t e Form entsteht.

2. *Die Eltern unterscheiden sich durch zwei, von einander unabhängige Faktoren.*

Die Bastarde sind selbstfertil.

Nehmen wir wieder eine Pflanze, die rote Blüten hat, die aber nicht einfarbig rot sind sondern gestreift und eine Pflanze derselben Varietät, die weisse Blüten hat. Die Eigenschaft rot wird durch einen Faktor R., die Streifung durch einen zweiten Faktor S hervorgerufen.

Die eine Pflanze ist also RRSS, die weisse Pflanze, der der Faktor R und der Faktor S fehlt, ist rrss.

Die Geschlechtszellen der ersten Pflanze sind also RS, die der zweiten rs; in der ersten Generation entstehen bei Bastardierung dieser Pflanzen Nachkommen RrSs, die also vielleicht rosa Blüten haben, die gestreift sind. Die Streifung kann weniger scharf und also sehr gut von der der SS Pflanzen zu unterscheiden sein, oder sie kann dominieren und keinen Unterschied mit der homozygotischen Streifung zeigen. Wir nehmen an, um auch einmal einen Fall von Dominanz zu betrachten, dass Letzteres der Fall ist.

Die Geschlechtszellen dieser RrSs Pflanzen können aber R und S, R und s, r und S und r und s Blüten tragen und es sind daher vier Kombinationen möglich, die sich alle wieder mit einander paaren können.

Es ist kein Grund vorhanden, warum die eine Kombination häufiger als die andere auftreten sollte und auch die Paarung der verschiedenen Gametenkombinationen geschieht ohne jede Bevorzugung.

Aus der Paarung von vier Kombinationen in den Gameten mit einander müssen natürlich $4 \times 4 = 16$ mögliche Individuenzusammenstellungen hervorgehen, wovon vielleicht einige einander gleich sein werden.

Es sind dies:

RS	mit	RS = RRSS,		RS	mit	Rs = RRSs.
RS	„	rS = RrSS,		RS	„	rs = RrSs.
Rs	„	RS = RRSs,		Rs	„	Rs = RRss.
Rs	„	rS = RrSs,		Rs	„	rs = Rrss.
rS	„	RS = RrSS,		rS	„	Rs = RrSs.
rS	„	rS = rrSS,		rS	„	rs = rrSs.
rs	„	RS = RrSs,		rs	„	Rs = Rrss.
rs	„	rS = rrSs,		rs	„	rs = rrss

Wir sehen hier also 16 Neukombinationen entstehen, die nach ihrer Formel geordnet, im Ganzen aus 9 verschiedenen Formen bestehen.

Es sind entstanden pro 16 Individuen:

1 RRSS, 2 RRSs, 1 RRss, 2 RrSS, 1 rrSS, 2 Rrss, 2 rrSs, 1 rrss, und 4 RrSs.

Ordnen wir die Reihe etwas anders und vergleichen, wie es mit den Zahlenverhältnissen der Nachkommen mit RR, Rr und rr steht, so haben wir, abgesehen von dem Faktor S, 4 Nachkommen mit RR, 8 mit Rr und 4 mit rr, also wieder 1 RR: 2 Rr: 1 rr.

Hier illustriert sich eine der Regeln Mendels, nämlich die, dass die Verteilung des einen Faktors auf die Nachkommenschaft nicht durch die Anwesenheit anderer Faktoren beeinflusst wird, sondern gerade so verläuft als sei nur ein einziger Faktor anwesend.

Auch finden wir für den Faktor S wieder 4 Pflanzen mit SS, 8 mit Ss, 4 mit ss.

Sehen wir weiter wie R sich S anschliesst und betrachten dazu die 4 SS Pflanzen, so sind von diesen vier Pflanzen 1 Pflanze RR mit SS, 2 Pflanzen Rr mit SS und 1 Pflanze rr mit SS, also findet sich in dieser Gruppe SS Pflanzen wieder für R das bekannte Verhältnis 1 : 2 : 1.

Für die Pflanze Ss und ss und umgekehrt für S, sowie für die Pflanzen RR, Rr, rr, trifft dies ebenfalls zu. Wir können also den Typus der Pflanzen und ihre absolute Anzahl, wenn die Anzahl der Nachkommen bekannt ist in einfacher Weise darstellen und erhalten dann für n Nachkommen.

n Tiere	$^1/_4$ n RR	$^1/_4 \times {}^1/_4 = {}^1/_{16}$ n SS	also	$^1/_{16}$ n RRSS.
		$^2/_4 \times {}^1/_4 = {}^2/_{16}$ n Ss	„	$^2/_{16}$ n RRSs.
		$^1/_4 \times {}^1/_4 = {}^1/_{16}$ n ss	„	$^1/_{16}$ n RRss.
	$^2/_4$ n Rr	$^1/_4 \times {}^2/_4 = {}^2/_{16}$ n SS	„	$^2/_{16}$ n RrSS.
		$^2/_4 \times {}^2/_4 = {}^4/_{16}$ n Ss	„	$^4/_{16}$ n RrSs.
		$^1/_4 \times {}^2/_4 = {}^2/_{16}$ n ss	„	$^2/_{16}$ n Rrss.
	$^1/_4$ n rr	$^1/_4 \times {}^2/_4 = {}^1/_{16}$ n SS	„	$^1/_{16}$ n rrSS.
		$^2/_4 \times {}^1/_4 = {}^2/_{16}$ n Ss	„	$^2/_{16}$ n rrSs.
		$^1/_4 \times {}^1/_4 = {}^1/_{16}$ n ss	„	$^1/_{16}$ n rrss.

In bezug auf den Phaenotypus kann man folgende Typen unterscheiden:

Pro 16 Individuen müssen 4 rotblütige, 8 rosablütige und 4 weissblütige Pflanzen vorkommen, aber auch 4 gestreiftblütige, 8 weniger scharf gestreiftblütige und 4 ungestreifte.

Ist die Streifung bei den heterozygotischen Individuen nicht scharf von denen der homozygotischen zu unterscheiden, so werden also 12 Individuen pro 16 mit gestreiften Blüten und 4 mit ungestreiften Blüten auftreten, wir haben also wieder das Dominanzverhältnis 3 : 1.

Von den ersten vier rotblütigen Pflanzen haben, wie obenstehendes Schema näher erläutert, 3 Pflanzen gestreifte und eine ungestreifte Blüten.

Von den acht rosablütigen Pflanzen haben wieder 6 gestreifte und 2 ungestreifte Blüten und von den weissblütigen 3 gestreifte (was aber äusserlich nicht zu sehen ist) und eine rein weisse Blüten.

Dieses Beispiel zeigt uns sofort wie der Phaenotypus einer Pflanze oder eines Tieres sich anders als der Genotypus gestalten kann.

Wir haben hier nämlich 4 weissblütige Pflanzen, denen niemand die genotypische Zusammenstellung direkt ansehen kann, und die doch bei Selbstbefruchtung eine Nachkommenschaft hervorbringen würden, die bei den verschiedenen Nachkommen sicher grosse Unterschiede in der genetischen Kombination des Faktors r mit S zeigen würde.

Die Nachkommen werden jedoch alle weiss sein, denn der rote Faktor kommt bei keiner der Pflanzen mehr vor, auch nicht heterozygotisch, da die Pflanze dann rosa Blüten gehabt haben müsste.

Werden jedoch Pflanzen rrss und rrSS, die also weisse Blüten haben, beide mit RRss Pflanzen, die also rote ungestreifte Blüten tragen, bastardiert, so wird das Resultat ein sehr eigenartiges sei.

Im ersten Fall wird die erste Generation aus Individuen mit rosa ungestreiften Blüten bestehen; im zweiten Fall sind diese Blüten alle gestreift und es entsteht hier also aus der Bastardierung zweier Pflanzen mit ungestreiften Blüten eine Generation Pflanzen mit gestreiften Blüten.

Dies veranschaulicht die zweite für die praktische Zucht sehr wichtige Regel, nämlich dass *Individuen Eigenschaften vererben*

können, die ihnen äusserlich nicht anzusehen sind und die sie scheinbarnicht besitzen.

Betrachten wir nun unser Beispiel einmal von einer anderen Seite und überzeugen uns wieviel Individuen den Faktor R und wieviel den Faktor S wenigstens einmal besitzen, ausserdem wieviel Individuen beide Faktoren also R und S wenigstens einmal ***zusammen*** haben.

Wenn wir das Resultat nach dieser Seite hin prüfen, so ist direkt auszurechnen, dass 9 Individuen wenigstens einmal R und einmal S haben, 3 Individuen einmal R und kein S, 3 Individuen einmal S und kein R und 1 Individuum kein R und S, also rrss ist.

Wir finden hier ein Verhältnis von 9: 3: 3: 1. Da der Faktor für rot dominierte, also in F_1 nur rot- und weissblütige Individuen und keine rosablütigen entstanden waren, oder da keine scharfe Trennung zwischen rotblütigen und rosablütigen Nachkommen möglich war und also Homozygoten von Heterozygoten hinsichtlich der roten Blütenfarbe nicht scharf zu trennen waren, so haben wir auch tatsächlich 9 Pflanzen mit roten gestreiften, 3 mit roten ungestreiften und 3 mit weissen gestreiften neben 1 mit weissen ungestreiften Blüten pro 16 gefunden. Da die beiden letzten Typen aber nicht von einander zu unterscheiden waren, erhielten wir ein Verhältnis von 9: 3: 3 + 1 also 9: 3: 4.

Es wäre dann eine weitere Analyse durch Rückkreuzung mit einer der Elternformen nötig gewesen, um die Zusammenstellung der 4 weissblütigen Individuen festzustellen.

Wie entsteht nun dieses Verhältnis 9: 3: 3: 1? Wir haben bei Bastardierung von Pflanzen, welche sich in einem Faktor unterscheiden, wenn dabei Dominanz vorhanden ist, gesehen, dass in F_1 die Anzahl der Individuen mit dem dominierenden Faktor sich zu dem der Individuen ohne den dominierenden Faktor verhält wie 3: 1. Wir wissen weiter, dass die Faktorenverteilung bei zwei Faktoren unabhängig von einander geschieht in derselben Weise, als wenn nur ein Faktor die Verschiedenheit der gekreuzten Individuen hervorruft. Wenn die Verteilung bei einem Faktor 3: 1 ist, muss sie bei zwei von einander unabhängigen Faktoren (3 : 1) × (3 : 1) sein, wobei man darauf zu achten hat, dass jedes Glied dieser Formel für sich gehalten werden muss, da es jedesmal eine andere Faktorenkombination darstellt. Man erhält dann 9 + 3 × 1 + 3 × 1 + 1 oder 9 + 3 + 3 + 1.

Hier haben die 9 ersten Individuen die beiden dominierenden Faktoren, sie können diese Faktoren einmal oder zweimal in sich tragen, können also RR oder Rr und SS oder Ss haben. Bei Dominanz sind ja diese Formen Rr und RR und Ss und SS einander gleich. 3 Individuen besitzen R nicht aber S, 3 ebenso R aber nicht S und 1 hat weder S noch R.

Ferner sehen wir auch sofort, dass die Formel 3 + 1 nur ein spezieller Fall der Formel 1 + 2 + 1 ist, wo 2 nicht von einem der Glieder 1 zu unterscheiden ist. Wo also keine Dominanz bei zwei Faktoren vorherrscht, haben wir (1 + 2 + 1) × (1 + 2 + 1) = 1 + 2 + 1 + 2 + 4 + 2 + 1 + 2 + 1. Aus unsrer schematischen Zusammenstellung auf S. 8 geht dies bereits hervor. Wenden wir uns jetzt wieder unserem Beispiel zu, so lässt sich hier nach der Formel 9: 3: 3: 1 auch sofort darstellen, wie die Blüten der Pflanzen in F_2 aussehen werden.

Wir haben hier jedoch mit dem Verhältnis 9: 3: 4. zu tun, da nämlich bei einem der Faktoren die Streifung der Blüten nur sichtbar ist, wenn die Blüten irgend eine Farbe haben, aber nicht wenn sie weiss sind. Wir können uns auch ein Verhältnis von 9: 7 denken und derartige Fälle sind in der Tat längst bekannt. In solchen Fällen haben wir zu tun mit zwei Faktoren, die in ihrer Vererbung wohl unabhängig von einander sind, sich aber phaenotypisch anders manifestieren, je nachdem der andere Faktor anwesend oder abwesend ist.

Hat man z.B. eine Pflanze, die einen Faktor für rote Blüten besitzt, der aber nur bei Anwesenheit eines anderen Faktors J äusserlich an den Blüten sichtbar ist, und es giebt bei Pflanzen solche Faktoren J, dann wird, wenn dieser Faktor J selbst keine andre Eigenschaft als die Aktivierung der Farbenfaktoren bedingt, in F_2 eine Generation auftreten, bei der pro 16 Individuen 9 rosa oder rote Blüten haben, vorausgesetzt dass diese ursprüngliche Pflanze mit einer rein weissblütigen Pflanze bastardiert war; 3 Individuen haben Faktor R, ihnen fehlt aber der Faktor J infolgedessen sind sie weiss; 3 andere haben den Faktor J aber nicht den Faktor R, sind also auch weiss und 1 Individuum endlich ist rein weiss, hat also weder R noch J. Wir finden also von 16 Individuen 9 rot — oder rosablütige und 7 weissblütige

Pflanzen. Dass solche Fälle leicht Täuschungen verursachen und bei einer kleinen Anzahl Individuen leicht zu Auffassungen eines mathematisch genügend sicheren Verhältnisses von 1 : 1 führen können und umgekehrt, darf uns nicht wundern und nur eine genaue Prüfung der dritten filialen Generation (F_3), bisweilen auch der vierten, ist im Stande diese Tatsachen aufzuklären.

Ehe wir näher auf kompliziertere Fälle mit mehreren Faktoren eingehen, möchten wir aus diesem einfachen Beispiel folgende wichtige Erscheinungen für den Züchter von Pflanzen und Tieren besonders hervorheben:

1. *Es ist nicht möglich, selbst bei qualitativen Faktoren (Faktoren, welche also irgend eine Qualität einer Eigenschaft beherrschen), einer Pflanze oder einem Tiere anzusehen, welche ;Faktoren sie oder es enthält und wie diese Faktoren (hetero- oder homozygotisch) auftreten.*

2. *Es können zwei Individuen äusserlich einander gleich sein, also denselben Phaenotypus haben, während ihre erbliche Konstitution eine ganz verschiedene sein kan.*

3. *Nur eine strenge Prüfung der Nachkommenschaft der einzelnen Individuen von F2 also eine genaue Analyse der F3 bisweilen der F4 kann über den erblichen Charakter der verschiedenen Individuen nähere Auskunft geben.*

Diese dritte Regel haben wir oben kurz gestreift und es ist klar, dass in unserem letzten Beispiel ein grosser Unterscheid besteht zwischen den 7 Individuen, obgleich sie alle weisse Blüten haben.

Bei Selbstbefruchtung werden diese weissblütigen Pflanzen immer wieder weisse Blüten hervorbringen, bastardiert man sie aber alle untereinander oder überlässt sie, je nachdem sie in der Natur durch Fremdbestäubung oder Selbstbestäubung befruchtet werden, der natürlichen Befruchtung, so wird das Resultat dieser Befruchtung, die gleichen Chancen für jede Art der Bastardierung vorausgesetzt, durch volgende Multiplikation erreicht:

RRjj — Rrjj — rrjj — rrJJ — rrJj sind die Kombinationen der weissen Pflanzen, wovon rrJj und Rrjj zweimal, die anderen einmal pro 7 Individuen vorkommen.

Es sind dann folgende Geschlechtszellen, männliche oder weibliche, in folgender Häufigkeit möglich:

2 Rj 2Rj 2rj 2rj 2rJ 2rJ 2rj oder vereinfacht:

4 Rj	6 rj	4 rJ	multipliziert mit denselben		
4 Rj	6 rj	4 rJ	weiblichen Geschlechtszellen		
16 RRjj	24 Rrjj	16 RrJj			
	24 Rrjj		36 rrjj	24 rrJj	
		16 RrJj		24 rrJj	16 rrJJ
16 RRjj	48 Rrjj	32 RrJj	36 rrjj	48 rrJj	16 rrJJ

vereinfacht ergibt dies:

4	weissblütige	Pflanzen	RRjj
12	„	„	Rrjj
9	„	„	rrjj
12	„	„	rrJj
4	„	„	rrJJ

Zusammen also 41 weissblütige Pflanzen auf 8 rosablütige Pflanzen RrJj bei freier Bestäubung der weissblütigen untereinander.

Dieses Verhältnis ist nun gewissermassen ideal und wird, wenn hunderte solcher Bastardierungen ausgeführt werden, den mathematischen Mittelwert bilden.

Man tut denn auch in der Praxis besser, nur eine bestimmte Pflanze als Versuchspflanze für Pollen zu nehmen und mit diesen Pollen alle andere Pflanzen und auch die Pflanze selbst zu befruchten.

An dem auftretenden Verhältnis der rosablütigen und weissblütigen Pflanzen in F_3 kann man dann leicht sehen wie die Faktorenkombination der betreffenden Pollenpflanze war und wenn die Nachkommenschaft jeder einzelnen Mutterpflanze abgesondert gehalten wird, erfährt man leicht, wie die Faktoren bei den respektiven Müttern zusammengestellt gewesen sind.

Wir können hier nicht weiter auf diese experimentellen Einzelheiten zur Prüfung mendelscher Interpretationen eingehen, da dies mehr auf dem Gebiet der experimentellen Vererbungslehre liegt, wie Bauer sie in seinem schönen Buche eingehend beschrieben hat.

Es ist aber aus diesem Beispiel eine wichtige vierte Regel für den Züchter zu entnehmen:

Durch Paarung von zwei Individuen können Eigenschaften in der Nachkommenschaft auftreten, die die Eltern scheinbar nicht besassen.

3. *Die Eltern unterscheiden sich durch mehrere von einander unabhängige Faktoren und sind Selbstbefruchter.*

Wenn wir jetzt einmal die Erscheinungen bei der Bastardierung von Individuen betrachten, die in drei oder mehreren Faktoren von einander verschieden sind, finden wir genau dasselbe, wie bei zwei verschiedenen Faktoren. Am einfachsten ist die Sache wieder, wenn diese Faktoren ganz unabhängig von einander sind und auch einander im Phaenotypus der Nachkommen nicht beeinflussen. Auch wo keine Dominanz auftritt, ist der Unterschied zwischen Homo- und Heterozygoten grösser und ist es meistens möglich beide Nachkommenkategorien scharf zu trennen ohne einen Irrtum zu begehen.

Nimmt man z.B. eine Pflanze mit roten Blüten, braunem Samen und ovalen Blättern und eine mit weissen Blüten, weissem Samen und langen Blättern, so ist auf diese Weise, wie wir das schon auf S. 10 schematisch auseinander setzten, sehr gut zu berechnen wieviel Individuen wir, falls diese Eigenschaften jede durch An- oder Abwesenheit eines Faktors hervorgerufen werden, auf eine bestimmte Anzahl Nachkommen in F_2 bekommen müssen. Wir überlassen es dem Leser dieses Beispiel weiter auszuarbeiten und finden als Resultat auf 64 Individuen 27 verschiedene Kombinationen. Es sind hierunter rosablütige, rotblütige und weissblütige Pflanzen, während in jeder der Gruppen wieder Pflanzen mit braunen, gelben (die Zwischenform durch Bastardierung aus braun und weiss entstanden) und weissen Samen sowie Pflanzen mit ovalen, mit länglich ovalen und mit langen Blätter vorkommen. Im allgemeinen kann man denn auch sagen, dass man bei verschiedenen Faktoren, wenn keine Dominanz vorhanden ist, 2^{2n} Paarungen mit 3^n verschiedenen Kombinationen bekommt, die äusserlich anzuweisen sind.

Ist Dominanz vorhanden, so wird die Anzahl Paarungen und Kombinationen dadurch natürlich an und für sich keineswegs beeinflusst, aber diese n Kombinationen sind äusserlich nicht alle wahrzunehmen, da hier verschiedene Heterozygoten und Homozygoten phaenotypisch gleich sind. Dominierten z.B. die Faktoren rote Blüten, braune Samen und ovale Blätter, dann hätten wir das Resultat einfach berechnen können durch Entwicklung der Formel $(3+1) \times (3+1) \times (3+1) = (9+3+3+1) \times (3+1) = 27+9+9+3+9+3+3+1$ oder $27:9:9:9:3:3:3:1$. Für unser Beispiel bedeutet das also, dass 27 Pflanzen wenigstens einmal alle drei Faktoren in F_2 tragen, also rotblütig, braunsamig und ovalblättrig sind; 9 haben den Faktor für rote Blüten und braune Samen doch nicht für ovale Blätter, 9 für rote Blüten, ovale Blätter doch nicht für braune Samen, 9 für braune Samen, ovale Blätter doch nicht für rote Blüten.

Ferner haben dann 3 Pflanzen rote Blüten doch weisse Samen und lange Blätter, 3 haben weisse Blüten doch braune Samen und lange Blätter und 3 haben weisse Blüten, weisse Samen und ovale Blätter, während eine Pflanze weisse Blüten, weisse Samen und lange Blätter hat. Es sind nun natürlich auch Fälle denkbar, worin zwei Faktoren dominieren, und der dritte keine Dominanz zeigt, also bei Bastardierung Zwischenformen bildet; auch kann nur ein Faktor dominieren und die beiden anderen Faktoren, wenn sie heterozygotisch vorkommen, Formen liefern, die von beiden homozygotischen Eltern sehr gut zu unterscheiden sind.

Aus dem Verhältnis 27: 9: 9: 9: 3: 3: 3: 1: sind dergleiche Schemas sehr gut zu berechnen, wenn man sich nur klar darüber ist, dass von den ursprünglichen 27 Kombinationen 9 Pflanzen rote 18 rosa Blüten haben würden, wenn rot nicht dominiert, dass von den 9 Pflanzen mit roten Blüten 3 braune und 6 gelben Samen haben würden, wenn braun nicht dominiert und von den 3 braunsamigen, rotblütigen Pflanzen wieder alle ovale Blätter wenn oval über lang dominiert. Von den 18 rosablütigen Pflanzen sind wieder zwei Drittel mit gelben Samen u.s.w. Von den 9 Pflanzen mit weissen Blüten aber braunen Samen würden, wenn braun nicht dominierte, 6 Pflanzen gelben und 3 braunen Samen haben. Alle aber haben ovale Blätter, da diese Eigenschaft, wie wir oben schon bemerkten, als dominierend vorausgesetzt wird. So kann man weiter folgern und kann also sehr genau aus den Zahlen 27: 9: 9: 9: 3: 3: 3: 1 berechnen, wieviel Formen man bei Dominanz zweier oder eines Faktors bekommt. Wo aber nur ein Faktor dominiert, ist es bequemer von der Weise der Aufstellung der Möglichkeiten auszugehen, die wir auf S. 10

angaben; mansieht dann später nach, welche Pflanzen, auf Grund der Dominanz des betreffenden Faktors einander phaenotypisch gleich sind.

Noch komplizierter wird alles, wenn die Faktoren einander gegenseitig beeinflussen. Denkt man sich, dass der Faktor für braune Samen nur in Verbindung mit roten Blüten auftreten kann und also weisse Blüten mit braunen Samen niemals entstehen können und nimmt man einmal an, dass umgekehrt aber die roten Blüten wohl weisse Samen tragen können, so entsteht in F_2 eine Anzahl Nachkommen, die wie immer zu einem Viertel aus weissblütigen bestehen, die aber alle auch weisse Samen haben. Es werden dann also Pflanzen mit R (roten Blüten) und B (braunsamig) und O (ovale Blätter) mit Pflanzen rrbboo in F_2 bastardiert, eine Nachkommenschaft bilden, bei der alle Pflanzen, die rr sind, ob sie nun ausserdem BB oder Bb oder bb sind, ausnahmslos weisse Samen haben.

Bei Rückkreuzung würde sich aber zeigen, dass sie erblich sehr verschieden konstruiert waren.

Wir gehen auf diese Erscheinungen nicht näher ein und müssen für denjenigen, der sich damit bekannt machen will, auf die grossen Lehrbücher über Mendelismus und Vererbungslehre verweisen, wie Johannsens „Elemente der exakten Erblichkeitslehre", Bauers „Einführung in die experimentelle Vererbungslehre", Haeckers „Allgemeine Vererbungslehre", Punnetts „Mendelismus" u. s. w. Nur eine Erscheinung, welche vielleicht in der landwirtschaflichen Pflanzen- und Tierzucht geeignet ist zur Erklärung auftretender Korrelationen beizutragen, darf hier nicht unerwähnt bleiben, nämlich die *Faktorenabstossung* und die *Faktorenanziehung* oder *Faktorenkopplung*.

Man versteht hierunter die Erscheinung, bei der zwei Faktoren bei der Samenbildung entweder niemals in einer Gamete zusammen bleiben oder umgekehrt immer nebeneinander in der Gamete auftreten.

Es scheint also eine Abstossung bezw. eine Anziehung zwischen bestimmten Faktoren zu bestehen.

Auch kommt es vor, dass die Anziehung nicht so stark ist, dass nicht ein einzelnes Maleine Gamete ohne einen der Faktoren entstehen könnte; man würde dann besser von einer gewissen Affinität zwischen zwei Faktoren sprechen, die stärker ist als die zwischen anderen Faktoren.

Bei der Verteilung der Faktoren über die Geschlechtszellen haben wir sonst in gewöhnlichen Fällen nur mit dem Zufall zu tun und dieser Zufall eben ist Ursache, dass diese Verteilung so geschieht, dass die verschiedenen, möglichen Kombinationen in gleicher Anzahl auftreten.

Wo aber Abstossung oder Anziehung auftritt, gestaltet sich diese Verteilung wesentlich anders, da hier neben dem reinen Zufall noch ein beeinflussendes Moment hinzutritt und eben diese Anziehung bezw. Abstossung Ursache ist, dass bestimmte Kombinationen weniger (wenn die Anziehung nicht absolut) oder gar nicht (wenn die Anziehung absolut ist) andere dagegen fast immer oder immer auftreten.

Dass hierdurch in F_2 das Verhältnis der verschiedenen Kombinationen erheblich geändert wird, bedarf wohl keiner weiteren Erörterung.

Es muss selbst in solchen Fällen möglich sein, dass F_2 bestimmte Kombinationen nicht enthält und diese Kombinationen erst später in F_3 auftreten durch Paarung zweier Gameten, wovon die erste den einen Faktor, die zweite den anderen Faktor besitzt.

Ein Beispiel kann dies vielleicht deutlich machen.

Eine Pflanze AABB wird bastardiert mit aabb. Zwischen A und B besteht eine gewisse absolute Anziehung, wodurch Gameten ab und AB in grosser Anzahl gebildet werden. In F_1 also bei den AaBb Pflanzen werden deshalb die Gameten AB gebildet und es bleibt kein A übrig, das mit b—Ab und kein B, das mit a—aB bilden könnte.

Wir haben also nur zwei verschiedene Gameten nämlich AB und ab, und statt der bekannten Verteilung der Gameten $^1/_4$ AB, $^1/_4$ Ab, $^1/_4$ aB, $^1/_4$ ab, haben wir jetzt $^1/_2$ AB, und $^1/_2$ ab; es entstehen also wieder nur Pflanzen AaBb und Pflanzen AABB und aabb. In der zweiten Generation wird also nicht wie sonst eine Anzahl Pflanzen entstehen, die jeder der Elternpflanzen in *einer* der beiden Eigenschaften ähnlich ist, sondern es wird wieder eine Nachkommenschaft, wie in F_2 gebildet werden neben einer Anzahl Pflanzen, die gerade so wie die ursprünlich bastardierten Eltern aussehen.

Aus dieser Bastardierung irgend eine neue konstante Form zu

züchten, wird daher unmöglich sein, da die Pflanzen AaBb immer wieder eine sich in verschiedene Formen teilende Nachkommenschaft in der oben bereits erwähnten Weise liefern werden.

Nur mit einer anderen Varietät, die neben den Faktoren C, d, E auch A und b besitzt, wäre es möglich durch Bastardierung derselben mit AABB oder aabb Pflanzen eine konstante Varietät AAbb und aaBB zu züchten, da in diesem Fall Gameten Ab entstehen würden und aus AABb durch Spaltung in F_3 AABB und AAbb entstehen könnten.

So kann man sich auch eine Abneigung von zwei Faktoren denken und die Folgen werden dieselben sein. Dass wir hier nicht von nur theoretisch denkbaren Sachen reden, sondern von bestimmten Erscheinungen bei den Bastardierungsversuchen, die nur auf diese Weise erklärt werden können, beweisen uns u.a. die schönen Versuche Doncasters mit Abraxas, Batesons mit Lathyrus, Bauers mit Anthirrinum, Hagedoorns mit Assendelver Hühnern bei denen Faktorenkopplung und Faktorenabstossung nachgewiesen werden. Vielleicht sind die bekannten Korrelationen, die man an verschiedenen Pflanzen und Tieren beobachtet hat, hierauf zurück zu führen. Es ist aber auch möglich, dass diese Korrelationen durch das Auftreten zweier durch denselben Faktor beherrschten Eigenschaften verursacht werden. Dann kann man natürlich unmöglich von einer Korrelation sprechen und es ist nur ein Faktor, der mehrere Eigenschaften hervorruft.

Bei bestimmten Körpermassen bei Wiederkäuern gelingt es starke Korrelationen fest zu stellen, z. B. zwischen Hüften- und Beckenbreite. Es ist aber nicht ausgeschlossen, dass wir hier mit dem Resultat des Auftretens bestimmter Faktoren zu tun haben, die sowohl Hüften- als Beckenbreite beherrschen.

Korrelation kann aber auch nur dadurch entstehen, dass verschiedenartige Eigenschaften durch äussere Einflüsse in derselben Richtung geändert werden, wodurch der Schein erweckt wird, als ob es sich um Korrelation handle, während davon keine Rede sein kann, da ja, soweit wir bis jetzt haben feststellen können, eine Vererbung dieser erworbenen Eigenschaften ausgeschlossen ist. Gewiss ist, dass unter den Faktoren bei unseren Haustieren solche vorkommen, die stets gekoppelt sind, andere, die mehrere Eigenschaften beherrschen und wieder andere, die einander in der Gamete abstossen; die Korrelation, die wir pheanotypisch wahrnehmen können, ist also nicht immer dieselbe genetische Erscheinung.

Wie geht es nun weiter bei der Bastardierung, wenn stets Selbstbefruchtung stattfindet?

Bei fortgesetzter Selbstbefruchtung muss aus jeder homozygotischen Pflanze wieder eine homozygotische hervorgehen, jede Homozygote wird also eine konstante Nachkommenschaft bilden.

Die Heterozygoten werden sich aber in F_2, F_3, F_4, u.s.w. wieder in verschiedene Formen spalten, von denen wieder eine Anzahl homozygotisch sein wird. Da diese Homozygoten bei Selbstbefruchtung auch nur Homozygoten bilden, wird das Verhältnis von Homozygoten zu Heterozygoten in den folgenden Generationen je länger je mehr zu Gunsten der ersteren verschoben; eine n-te Generation wird theoretisch wohl noch einige Heterozygoten enthalten, praktisch aber nur aus Homozygoten bestehen.

An einem Beispiel eines Schemas mit Selbstbefruchtung, bei dem die Elternpflanzen in einem Faktor verschieden sind, ist dies sofort ersichtlich.

In F_1				alle Aa			
In F_2	1 AA			2Aa			1 aa
In F_3	1 AA	$^1/_2$ AA		1Aa		$^1/_2$ AA	1 aa
In F_4	1 AA	$^1/_2$ AA	$^1/_4$ AA	$^1/_2$ Aa	$^1/_4$ aa	$^1/_2$ aa	1 aa.

u. s. w.

Total ist in F_4 $1^3/_4 + 1^3/_4 = 3^1/_2$ Homozygoten gegen $^1/_2$ Heterozygoten. In F_3 aber 3 : 1, in F_2 1 : 1.

In einer allgemeinen Formel ist vielleicht zu berechnen, wie in n Generationen bei einem Unterschied von einem Faktor das Verhältnis sein wird. In F_2 ist die kleinste Anzahl Individuen 2^2; da in F_1 zwei verschiedene Kombinationen von Geschlechtszellen (A und a) entstehen können und diese also wenigsten 2×2 Nachkommen bilden müssen, werden alle denkbaren Kombinationen entstanden sein. Von diesen 2^2 Kombinationen sind in F_2 2 homozygotisch und 2 heterozygotisch. Befassen wir uns jetzt nur mit den letzteren, da aus den ersten, angenommen, dass jedes

Individuum ein Kind liefert, wieder 2 Homozygoten in F_3 entstehen. Aus den zwei Individuen in F_2 würden dann aber in F_3 $^1/_2$ Individuum AA, $^1/_2$ aa und 1 Aa gebildet werden. Wir müssen hier daher in F_2 nicht vier, sondern 8 Individuen-Kombinationen nehmen, soll jede Kombination in F_3 mindestens einmal entstehen können. Die geringste in diesem Fall in F_3 mögliche Individuenanzahl ist deshalb nicht 2^2 sondern 2^3 oder in F_3 entstanden total 2^3 Individuen, in F_4 2^4 Individuen, in F_5 2^5 Individuen u.s.w. bis in F_n 2^n. Von dieser kleinsten Anzahl Individuen sind nur immer 2 Kombinationen Aa, alle andere aber AA oder aa. Diese 2 Heterozygoten sind die Individuen, die aus den 4 Aa Individuen der vorigen Generation durch Selbstbefruchtung hervorgegangen sind; alle anderen Individuen stammen von Homozygoten ab und sind deshalb wieder homozygotisch, während zwei Homozygoten noch von den 4 Aa Individuen gebildet sind (1AA + 2 Aa + 1 aa).

In F_2 haben wir daher 2^2 Individuen, wovon 2^2— 2 homozygotisch sind.

Nach n Generationen ist darum die Anzahl Homozygoten $2^n - 2$ und ist das Verhältnis der Homo- zu den Heterozygoten wie $2^n - 2 : 2^n$.

Wenn sich also eine Anzahl Individuen welche in bezug auf einen Faktor heterozygotisch sind, durch strenge Selbstbefruchtung fortpflanzen, wird allmählich die Anzahl Homozygoten im Verhältnis zu den Heterozygoten so gross werden, dass praktisch eine homozygotiche Population entstanden ist, welche zur Hälfte aus Individuen besteht, die den väterlichen Faktor besitzen, zur anderer Hälfte aus Nachkommen, welche der ursprünglichen Stammutter ähnlich sind.

Das Resultat der Bastardierung wird daher nach einer Anzahl Generationen fast vollständig verschwunden sein. Wie bei einem Faktor das Verhältnis der homo- zu den heterozygotischen Individuen in der n- ten Generation $2^n - 2 : 2^n$ ist, so ist bei zwei von einander unabhängigen Faktoren das Verhältnis für den zweiten Faktor auch wieder $2^n - 2 : 2^n$ Bei ursprünglich zweifacherHeterozygotie erhalten wir daher $(2^n - 2 : 2^n) \times (2^n - 2 : 2^n) = \left\{\frac{2^n - 2}{2^n}\right\}^2$ bei dreifacher Heterozygotie $\left\{\frac{2^n - 2}{2^n}\right\}^3$ und bei m–fache Heterozygotie$\left\{\frac{2^n-2}{2^n}\right\}^m$. Die anderen Individuen also die einfach bis m–fach heterozygotischen Nachkommen, verhalten sich also zu den Homozygoten wie $1-\left\{\frac{2^n-2}{2^n}\right\}^m$ zu der ganzen Anzahl, da ja die Summe der relativen Häufigkeiten der Homo- und Heterozygoten gleich 1 ist.

Man sieht hieraus wieder, dass auch bei mehreren Faktoren die Anzahl Homozygoten im Verhältnis zu der Anzahl Heterozygoten allmählich grösser wird. So ist bei einem Unterschied in drei Faktoren in der sechsten Generation die relative Häufigkeit der Homozygoten bereits:

$$\left\{\frac{2^6-2}{2^6}\right\}^3 = \left\{\frac{64-2}{64}\right\}^3 = \left\{\frac{62}{64}\right\}^3 = \left\{\frac{248948}{262124}\right\} = 0.91.$$

Es kommen also auf ungefähr 260000 Individuen 24000 Heterozygoten, also ist ungefähr 9% der Nachkommen in der sechsten Generation heterozygotisch und 91 % schon homozygotisch. Jede spätere Generation zählt verhältnismässig weniger Heterozygoten und dies ist vielleicht eine der Ursachen, weshalb bei Selbstbefruchtern in der Natur meistens eine Anzahl reiner Linien auftreten.

Bastardierung kommt auch wohl bei Selbstbefruchtern in der Natur vor, doch ist sie in ihrem Auftreten stets beschränkt und die Anzahl der Pflanzen, die aus Selbstbefruchtung hervorgegangen sind, überwiegt so stark, dass nach einer Anzahl Generationen, die auftretenden Heterozygoten wohl sehr selten sein dürften.

Für den Pflanzenzüchter liegt in der Erkenntnis, dass es gelingt bei Bastardierung von Varietäten durch Selbstbefruchtung in späteren Generationen die Anzahl Homozygoten, also eine konstante Nachkommenschaft liefernde Pflanzen, bedeutend zu erhöhen, ein Hinweis, die Auslese bei komplizierten Bastardierungen erst nach einigen Generationen vorzunehmen, da dann die Gefahr unter einer Anzahl ausgewählter Individuen viel Heterozygoten zu erhalten geringer ist und diese wenigen Heterozygoten bei der Nachkommenschaftsprüfung leicht zu erkennen sind.

Hat man z.B. zwei Weizenrassen, die in drei Faktoren verschieden sind, so ist die Häufigkeit der Heterozygoten in F_2 1—

$\left\{\frac{2^2-2}{2^2}\right\}^3 = 1 - 0{,}125 = 0{,}875$ oder $87^1/_2$ %.

Trifft man nun eine so glückliche Auswahl, dass sich jedesmal unter 8 Individuen eine Homozygote und auch nur eine dreifache Heterozygote befindet, so hat man unter dem Samen 50 % Heterozygoten, aus denen wieder eine beträchtliche Anzahl neuer Heterozygoten entsteht.

Man züchtet nun in den ersten vier Generationen ruhig weiter umhüllt verschiedene Pflanzen, wodurch Selbstbefruchtung gesichert ist, In F_4 hat man nun

$$1-\left\{\frac{2^4-2}{2^4}\right\}^3 = 1\left\{\frac{16-2}{16}\right\}^3 = 1-\left\{\frac{14}{16}\right\}^3 = 1-\frac{2744}{4096} = \frac{1352}{4096} = 33\ \%$$

Heterozygoten.

Behält man jetzt wieder ein Viertel, wie auch oben geschah, so hat man unteı 1024 Nachkommen, wenn man anstatt wie oben die ganze Anzahl Homozygoten, jetzt nur ein Drittel der 2724 Homozygoten als solche erkennt und aussucht, doch schon ungefähr 914 Homozygoten, hat also reichlich neun Zehntel der totalen Anzahl Individuen beisammen.

Abeı auch wenn man absolut kein Glück hat, und verhältnismässig ebenso viel Homo- als Heterozygoten ausliest, hat man doch immer nur 33 % Heterozygoten, statt 50 % wie im oben angenommennen glücklichen Falle.

Durch Absonderung der Nachkommenschaft jedes Individuums ist auch in der zweiten Generation schon sehr viel zu erreichen, bei verwickelten Fällen jedoch, glauben wir, dass eine Analyse der vierten oder fünften Generation nach strenger Selbstbefruchtung eher zu Resultaten führen wird.

Die Zusammenstellung der Nachkommenschaft wird erheblich geändert, wenn keine Selbstbefruchtung, sondern Fremdbefruchtung stattfindet oder wenn neben der Selbstbefruchtung auch mehrere Male Fremdbefruchtung auftritt.

4. *Bastardierung bei Pflanzen mit Fremdbefruchtung.*

a. *Die Eltern unterscheiden sich in einem Faktor.*

Wenn wir diesen Faktor wieder A nennen und die Abwesenheit des Faktors A wieder a, so sind in F_1 wieder alle Nachkommen Aa. In F_2 werden wir dasselbe wie bei Selbstbefruchtung finden, denn es bleibt sich natürlich gleich ob eine Eizelle A oder a durch den Pollen A oder a derselben Blume oder Pflanze oder durch den einer anderen befruchtet wird.

In F_2 haben wir also wieder $^1/_4$ AA, $^1/_2$ Aa und $^1/_4$ aa. Tritt aber jetzt Fremdbestäubung ein, so kopulieren nach den Wahrscheinlichkeitsgesetzen die Geschlechtszellen von AA Pflanzen sich ebensoviele Male mit Geschlechtszellen von aa Pflanzen und Aa Pflanzen, wenn alle diese Zellen in gleicher Anzahl anwesend sind. Dies ist aber hier nicht der Fall, da es zweimal soviel Aa Pflanzen gibt und daher die anderen Geschlechtszellen der anderen Pflanzen auch zweimal mehr Chancen haben mit diesen und nicht mit denen von AA oder aa Pflanzen zusammenzutreffen.

Multiplizieren wir daher 1 AA, 2 Aa und 1 aa, nachdem wir die auftretenden Kombinationen ihrer Geschlechtszellen notiert haben, mit den Kombinationen der Geschlechtszellen von 1 AA, 2 Aa, 1 aa, die wir in dem einen Fall männlich, im anderen weiblich annehmen, so haben wir:

Gameten männl.	$^1/_2$ A,	$^1/_2$ A	1 A,	1 a	$^1/_2$ a,	$^1/_2$ a.
Gameten weibl.	$^1/_2$ A,	$^1/_2$ A	1 A,	1 a	$^1/_2$ a,	$^1/_2$ a.

$^1/_4$ AA, $^1/_4$ AA, $^1/_2$ AA, $^1/_2$ Aa, $^1/_4$ Aa, $^1/_4$ Aa
$^1/_4$ AA, $^1/_4$ AA, $^1/_2$ AA, $^1/_2$ Aa, $^1/_4$ Aa, $^1/_4$ Aa
$^1/_2$ AA, $^1/_2$ AA, 1 AA, 1 Aa, $^1/_2$ Aa, $^1/_2$ Aa
$^1/_2$ Aa, $^1/_2$ Aa, 1 Aa, 1 aa, $^1/_2$ aa, $^1/_2$ aa
$^1/_4$ Aa, $^1/_4$ Aa, $^1/_2$ Aa, $^1/_2$ aa, $^1/_4$ aa, $^1/_4$ aa
$^1/_4$ Aa, $^1/_4$ Aa, $^1/_2$ Aa, $^1/_2$ aa, $^1/_4$ aa, $^1/_4$ aa

Zusammen macht das:

1 AA + 1 AA + 2 AA + 3 Aa + 2 Aa + 3 Aa + 2 aa + 1 aa + 1 aa oder vereinfacht 4 AA + 8 Aa + 4 aa oder wieder 1 AA + 2 Aa + 1 aa.

Dasselbe Resultat kann besonders bei grösseren Berechnungen auf andere Weise noch bequemer und sicherer erhalten werden.

Denken wir uns einmal wieviel Gameten AA, Aa und aa zusammen bei einem relativen Verhältnis von 1 AA Pflanze, 2 Aa Pflanzen und 1 aa Pflanze entstehen, wenn jede Pflanze eine gleiche Anzahl Gameten bildet.

Wir nehmen an, dass jede Pflanze nur vier Gameten liefert.

Die AA-Pflanze liefert also vier A Gameten, die zwei Aa-

Pflanzen 8 Gameten, von denen vier A und vier a sind. Die aa Pflanze bildet vier a Gameten und wir haben also:

8 A	8 a	
8 A	8 a	
8 AA	8 Aa	
	8 Aa	8 aa.

Man sieht sogleich, dass hier wieder das alte Verhältnis aus F_2 auftritt, nämlich 1 AA: 2 Aa: 1 aa.

Die relative Häufigkeit der verschiedenen Kombinationen bleibt also in den folgenden Generationen bei Fremdbefruchtung *dieselbe*.

b. *Die Eltern unterscheiden sich in mehrere Faktoren.*

Wo die Verschiedenheit der Elternpflanzen sich im Besitz mehrerer Faktoren äussert, diese Faktoren ferner aber unabhängig von einander sind, ist es klar, dass auch bei mehreren Faktoren bei Fremdbefruchtung das Verhältnis der verschiedenen Formen, die in F_2, in F_3 und den folgenden Generationen entstehen wieder dasselbe bleibt. Ein Jeder kann sich durch Bearbeitung eines Beispiels mit zwei oder drei Faktoren nach der oben beschriebenen Weise von der Richtigkeit überzeugen. Die Fremdbefruchtung ändert im allgemeinen also die Häufigkeit des Auftretens verschiedener Kombinationen nicht und es kann daher von einem allmählichen Verlust von Heterozygoten zu gunsten der Homozygoten hier nicht die Rede sein.

Wohl kann eine Änderung im Verhältnis der verschiedenen Kombinationen auftreten, doch muss dieselbe dann anderen Ursachen, wie verschiedener Fruchtbarkeit, verschiedenen Kombinationen, verschiedener Widerstandskraft gegen äussere Einflüsse oder ähnlichen Erscheinungen zugeschrieben werden.

Der Züchter hat nun hier die Aufgabe durch eine rationelle Auswahl die Anzahl der Heterozygoten zu vermindern oder doch zu versuchen bei dem grössten Teil der Nachkommenschaft mehrere Faktoren homozygotisch auftreten zu lassen, wodurch eine konstantere Nachzucht erhalten wird. Eine Rasse von Pflanzen oder Tieren, die sich nur durch Fremdbefruchtung fortpflanzen, für alle Faktoren homozygotisch zu machen, ist eine schwere Aufgabe, die Jahrzehnte lange Arbeit kosten würde; gelänge sie, so wäre eine strenge Kontrolle nötig, damit ungewünschte Bastardierungen das Resultat nicht wieder vernichteten. Bei den Pflanzen, bei denen mit einer grossen Anzahl Individuen gearbeitet werden kann, ist es leichter möglich, da hier die energische Zuchtwahl, bei der also Hunderte von Individuen ausgemerzt werden, verhältnismässig wenig Geld kostet. Bei den Haustieren mit wenigen Nachkommen, von denen jedes einzelne Tier einen grossen Geldwert hat, wird die Bildung einer Rasse von Homozygoten für alle gewünschten Faktoren wohl stets zu den Idealen gehören; sollte es trotzdem einmal gelingen, so würde jede neue Paarung grosse Gefahren mit sich bringen und aus finanziellen Gründen würde die Zuchtwahl nie streng genug ausmerzen können um diese Gefahr zu beseitigen. In der landwirtschatlichen Tierzucht ist es daher sehr unwahrscheinlich, dass es gelingen wird homozygotische Rassen zu züchten und jede neue Paarung ist wieder eine Gefahr für die Erhaltung dieser Homozygotie. Es kann hier denn auch niemals Aufgabe des Züchters sein eine solche Rasse zu züchten, man kann nur die Forderung stellen, dass er durch rationelle Zuchtwahl eine grosse Anzahl Tiere bildet, die in verschiedenen Eigenschaften bezw. Faktoren homozygot und sehr wenige Individuen, die mehrfach heterozygot sind. Ist dies in den ersten Jahren nicht möglich, so wird er danach streben, die heterozygotischen Kombinationen so zusammen zu stellen, dass sie bei Paarung in verschiedenen Kindern die Entfaltung vom Züchterstandpunkt wertvoller Eigenschaften versprechen. Noch schwerer aber wird es, wenn die Faktoren keine qualitativen Unterschiede in Eigenschaften, (Farbe, behaart oder unbehaart sein, blaue oder braune Augen u.s.w.) sondern quantitative Abstufungen derselben Eigenschaften hervorrufen.

Auf Vorschlag von Nillson-Ehle hat man solche Faktoren „quantitative Faktoren" genannt.

Wenn diese Unterschiede dann auch noch unter dem Einfluss äusserer Bedingungen modifiziert werden können, also ein Teil der sichtbaren Quantität durch Erblichkeit, ein anderer durch Ernährungs- oder Standortsmodifikationen verursacht sein kann, wird die Sache erst recht kompliziert und der klügste Mendelforscher wird erfahren, dass auch der systematischen Anwendung des Mendelismus in der Praxis Schranken gezogen sind.

Die Vererbung dieser quantitativen Faktoren ist natürlich im Grunde ganz dieselbe wie die der qualitativen. In dem Resultat äussern sich aber Verschiedenheiten, da hier mehrere qualitative

Unterschiede pheanotypisch nicht zu erkennen sind, und auch nicht bestehen.

Die Verteilung der einzelnen Individuen in F_2 über die Gruppen, die entstehen müssen, ist eine durchaus andere als bei qualitativen Faktoren und eine kurze Behandlung derselben dürfte daher hier am Platze sein.

5. *Die Bastardierung bei quantitativen Faktoren.*

Auch hier ist wieder Selbstbefruchtung und Fremdbefruchtung zu unterscheiden, doch sind noch wichtigere Unterschiede zu machen.

Die Faktoren bestimmen jetzt nämlich nicht eine Eigenschaft, sondern mehrere Faktoren zusammen geben einer bestimmten Eigenschaft eine gewisse Quantität z.B.sie geben der Brust eine bestimmte Tiefe.

Es kommen nun folgende Möglichkeiten vor:

1. Die Faktoren bestimmen alle für sich einen gleich hohen Grad der Ausbildung irgend einer Eigenschaft. Die Faktoren A, B, C, D, u.s.w. sind also gleich, und man könnte sie deswegen ebenso gut A_1, A_2, A_3, A_4 nennen. Nillson-Ehle spricht hier von gleichen und gleich gerichteten Faktoren, das heisst, dass sie alle ebensoviel vergrösserend oder ebensoviel verkleinerend wirken, also die Quantität gleich und in der gleichen Richtung beeinflussen.

2. Die Faktoren bestimmen jede für sich verschieden hohe Grade der Ausbildung einer Eigenschaft. Die Faktoren A und B sind daher in ihrem Einfluss auf die Quantität derselben Eigenschaft nicht gleich, sondern A allein ohne B bestimmt eine kleinere berw. grössere Quantität als B allein, ohne A. Sie sind aber noch immer gleich gerichtet.

3. Die Faktoren sind nicht gleich und auch nicht gleich gerichtet und beeinflussen daher eine Eigenschaft in sehr verschiedenem Grade und verschiedener Richtung.

Solche Faktoren sind vielleicht besser als Bildungs- und Hemmungsfaktoren zu bezeichnen.

Wir möchten hierbei bemerken, dass bis jetzt keine ungleichen gleich gerichteten Faktoren bekannt sind und auch keine *quantitativen* Bildungs- oder Hemmungsfaktoren, ausgenommen vielleicht die „dilution factors" bei Vererbung verschiedener Farben (Pferde, Mäuse, u.s.w.). Wohl sind diese letzteren bei qualitativen Faktoren bekannt, Nillson-Ehle hat bei Hafer Hemmungsfaktoren gefunden, die die Bildung von Grannen verhindern. Von Interesse für die praktische Zucht sind die gleichen und gleich gerichteten quantitativen Faktoren und die Kenntnis dieser Faktoren kann viel zu einer Umgestaltung der Züchtungslehre beitragen.

Nehmen wir als Beispiel einer Bastardierung von Individuen mit quantitativen Faktoren zwei Pflanzen, die neben sogen. Grundfaktoren, die sie alle besitzen, noch einen Faktor A besitzen, der die Länge der Blätter (abgesehen von Ernährungs- oder Standortsmodifikationen) 2 c.m. grösser macht und einen Faktor B, der dasselbe tut.

Eine andere Pflanze besitzt diese beiden Faktoren nicht und hat also die Grundlänge des Blattes z.B. 6 c.m.

Haben wir nun Pflanzen AAbb oder Pflanzen aaBB, so sind diese nicht von einander zu unterscheiden, da beide eine Blattlänge von 6 + 2 c.m. = 8 c.m. haben.

Wir bastardieren nun Pflanzen AABB und Pflanzen aabb und erhalten in F_1 Pflanzen AaBb, die also eine Blattlänge von 8 c.m. haben. Wir sehen hier natürlich von vorkommenden Modifikationen in der Länge des Blattes infolge von Licht, Düngung u.s.w. ab. Die Nachkommen in F_1 nehmen also eine intermediäre Stellung zwischen den Eltern ein und von Dominanz kann hier deshalb nicht die Rede sein.

Werden jetzt die AaBb-Pflanzen durch Selbstbefruchtung weiter gezüchtet, so treten in F_2 genau so wie bei allen Fällen von Bastardierung mit zwei Faktoren, folgende Kombinationen auf:

AABB	4	AABb	3	AaBB	3	AaBb	2
AABb	3	AAbb	2	AaBb	2	Aabb	1
AaBB	3	AaBb	2	aaBB	2	aaBb	1
AaBb	2	Aabb	1	aaBb	1	aabb	0

Hinter den Kombinationen haben wir angegeben um wieviel c.m. die Länge des Blattes die Minimallänge von 6 c.m. überschreitet und können hieraus sehen, wie wir bekommen haben:

1 Pflanze mit Blattlänge	6 + 4 = 10	pro 16 Individuen.
4 „ „ „	6 + 3 = 9	
6 „ „ „	6 + 2 = 8	
4 „ „ „	6 + 1 = 7	
1 „ „ „	6 + 0 = 6	

Das Verhältnis der verschiedenen Kombinationen (hier nur 5 statt $3^2 = 9$ wie in gewöhnlichen Fällen) ist also anders als bei Mendelschemas bei qualitativen Faktoren und ist aus dem Umstand zu erklären, dass beide Faktoren dieselbe Eigenschaft beherrschen und also kein Unterschied zwischen Kombinationen mit A oder B entsteht, wenn diese Kombinationen dieselbe Anzahl Capitalen haben. Eine Pflanze AAbb und eine Pflanze aaBB und eine AaBb sind phaenotipisch einander gleich, es werden also verschiedene Kombinationen unter den neun theoretisch möglichen Kombinationen einander gleich sein.

Hier haben wir also 1 + 4 + 6 + 4 + 1, eine Formel, die als das Resultat von $(1a^2 + 2ab + b^2)^2$ angesehen werden kann. Die Ziffern 1, 4, 6, 4, 1, sind die Glieder des Newtonschen Binoniums wenn (a + b) 4 berechnet wird. Wie entsteht nun diese Formel? Bei Bastardierung von Pflanzen, die sich in einem Faktor unterscheiden, haben wir, wenn Dominanz vorherrscht, in F_1 das Verhältnis 3: 1 wie wir oben bereits angaben. Tritt aber keine Dominanz auf, so haben wir 1AA: 2 Aa: 1 aa. Kommt nun ein zweiter Faktor dazu, so verteilt dieser sich unabhängig von dem ersten und so können wir das Verhältnis in F_2 also berechnen aus (1 AA + 2 Aa + 1 aa) + (1 BB + 2 Bb + 1 bb) = 1 AABB + 2 AABb + 1 AAbb + 2 AaBB + 4 AaBb + 2 Aabb + 1 aaBB + 2 aaBb + 1 aabb

Sind aber die Faktoren A und B einander in ihrer Wirkung gleich, so ist die Berechnung $(1\ AA + 2\ Aa + 1\ aa)^2$ und dann haben wir

1 AAAA + 2 AAAa + 1 AAaa + 2 AAAa + 4 AaAa + 2Aa-aa + 1 AAaa + 2 Aaaa + 1 aaaa oder.

1 AAAA + 4 AAAa + 6 AaAa + 4 Aaaa + 1 aaaa (AAaa = AaAa.)

Wir erhalten also 1: 4: 6: 4: 1. Diese Zahlenreihe ist eine der Reihen des Binoniums Newtons und zwar diejenige, die man erhält, wenn bei $(a + b)^n$ n gleich 4 ist. Bei mehreren Faktoren z.B. drei, ist das Resultat auch bequem zu berechnen aus $(AA + 2\ Aa + aa)^3$. Wir haben dann, für jeden leicht nachrechenbar das Verhältnis 1: 6: 15: 20: 15: 6: 1 deshalb bei quantitativen Faktoren stets die binomiale Verteilung. Für die mathematische Begründung und die Eigenschaften dieser Verteilung verweisen wir auf Johannsen „Elemente der exakten Erblichkeitslehre" wo die Eigenschaften der binomialen Kurve in extenso beschrieben sind.

Hätten wir eine Eigenschaft, die durch vier Faktoren bestimmt würde, wie Tine Tammes für die Grösse der Leinsamen wahrscheinlich gemacht hat, so erhalten wir die Grössen 8, 7, 6, 5, 4, 3, 2 und 1, und 0.

Die Grösse 0 bedeutet die Anwesenheit des Grundfaktors, die alle andere Pflanzen auch besitzen.

Die Zahlenverteilung über diese Klassen wird dann theoretisch sein:

Klassen	8	7	6	5	4	3	2	1	0	
Anzahl Ind. Individuen	1	8	28	56	70	56	28	8	1	= 256.

Diese Verteilung wird bei einer kleinen Anzahl Individuen niemals genau erreicht werden, wie wir es auch im Jahrbuch der D.G.f.Z. in unserm Aufsatz über Variabilität bei Rindern (1914) zeigten; jedoch ist auf die von Johannsen in seinem schönen Buche angegebene Weise nachzuprüfen, ob diese Verteilung innerhalb der zulässigen Fehlergrenzen liegt oder nicht.

Was geschieht nun, wenn die F_1 Generation nicht selbstbefruchtet wird, sondern Fremdbefruchtung stattfindet? Was geschieht, wenn in F_1 wieder Selbstbefruchtung stattfindet?

Wenn bei qualitativen Faktoren Selbstbefruchtung stattfindet werden die Individuen, wenn keine Dominanz aufgetreten ist, und wenn sie phaenotypisch gleich sind, jedes für sich dieselben Spaltungen in seiner Nachkommenschaft aufweisen, da jedes Individuum dann einen bestimmten Phaenotypus hat, der durch dieselbe Faktorenkombination entstanden sein und also dieselben Geschlechtszellen liefern muss.

Hier gehören nun aber Individuen, mit ganz verschiedener Faktorenkombination derselben Klasse an. So werden, wenn zwei Faktoren in Betracht kommen, Individuen AaBb, AAbb, aaBB alle in der Klasse untergebracht werden, die die Individuen enthält, deren Eigenschaft mit zwei Einheiten vermehrt ist. Diese Individuen werder aber, selbstbefruchtet, sehr verschiedene Nachkommenschaft haben.

So liefert AABB nur Individuen AABB. AABb wird 1 AABB, 2 AABb und 1 AAbb geben, während AaBB 1 AABB 2 AaBB und 1 aaBB gibt. Diese Individuen sind also wieder genotypisch verschieden, doch werden alle Individuen in der Klasse, worin AABb untergebracht ist, eine Nachkommenschaft liefern, die sich verteilt über $^1/_4$ in der Klasse 4 (Klasse AABB) $^1/_2$ in der Klasse 3 (AABb und AaBB) und $^1/_4$ in der Klasse 2 (aaBB und AAbb).

Die Individuen der Klasse 2 können aber, wenn sie AAbb oder aaBB, also homozygotisch sind, niemals anders als AAbb und aaBB liefern. Sind sie aber AaBb, so wird ihre Nachkommenschaft so zusamengestellt sein, wie die ganze F_2 der ursprünglichen F_1 da diese F_2 ja eben auch aus Selbstbefruchtung von AaBb Individuen entstanden ist.

Die Individuen in Klasse 1 (Aabb oder aaBb) werden $^1/_4$ Individuen von Klasse 2 (AAbb oder aaBB) $^1/_2$ von Klasse 1 (Aabb und aaBb) und $^1/_4$ von Klasse 0 (aabb) geben. Haben wir aber nicht mit zwei Faktoren, sondern mit drei oder vier zu rechnen, so wird nicht allein, wie in unserem Beispiel, Klasse 3 eine sehr verschiedene Nachkommenschaft geben, je nach dem Individuum, das man betrachtet, sondern es werden mehrere Klassen derartige Erscheinungen zeigen und die Sache wird dadurch komplizierter.

Nur eine Prüfung der Nachkommenschaft jedes einzelnen Individuums kann da Auskunft geben und dies ist denn auch bei Untersuchungen solcher Fälle unbedingt notwendig.

Wie steht es nun bei fortgesetzter Selbstbefruchtung mit der relativen Häufigkeit der Homozygoten?

Prinzipiell ist kein Unterscheid in der Verteilung der Homo- und Heterozygoten nachzuweisen, es folgt also hieraus, dass auch hier wie bei qualitativen Faktoren wieder dieselbe Formel, also: $\left\{\frac{2^n-2}{2^n}\right\}^m$. Anwendung finden kann.

Nur das Resultat ist bei quantitativen Faktoren ein anderes als bei qualitativen, darum müssen wir in der landwirtschaftlichen Praxis bei der Beurteilung der erblichen durch quantitative Faktoren beherrschten Eigenschaften der Pflanzen und Tiere auch in anderer Weise vorgehen.

Die Schlussfolgerungen, welche man bei diesen Faktoren auf die Vererbung von Eigenschaften ziehen kann, sind auch weniger exakt als bei qualitativen Faktoren.

Was geschieht nun aber wenn keine Selbstbefruchtung, sondern Fremdbefruchtung in F_2 auftritt?

Nehmen wir wieder unser Beispiel mit zwei Faktoren, so ist direkt zu sehen, dass, wenn freie Fremdbefruchtung herrscht, also alle Individuen sich frei untereinander paaren können, F_3 wieder ebenso wie bei qualitativen Faktoren, dieselben Kombinationen in demselben Verhältnis zeigen wird wie F_2.

Anders wird es aber, wenn wir nur die phaenotypisch gleichen Individuen sich paaren lassen.

Wo diese bei qualitativen Faktoren auch alle dieselbe genotypische Kombination haben, wenn keine Dominanz aufgetreten ist — und wenn ein Dominanz eingetreten ist, sind doch meistens nur zwei Kombinationen möglich, — haben die Individuen mit demselben Äusseren hier sehr verschiedene Kombinationen von Faktoren und können also zwischen diesen verschiedenen Kombinationen wieder sehr verschiedene Paarungen möglich sein, wodurch de Nachkommenschaft in einem Fall ganz anders aussehen kann als in einem anderen, trotzdem sich nur Individuen derselben Klasse gepaart haben.

Wir kommen hierauf bei der Anwendung des Mendelismus auf die Tierzucht noch näher zurück, da diese Tatsache für die Praxis von grosser Wichtigkeit ist.

Bei quantitativen Faktoren finden wir deshalb:

1. *Bei Selbstbefruchtung wird die relative Häufigkeit der Homozygoten in derselben Weise zunehmen, wie bei qualitativen Faktoren.*

2. *Bei freier Fremdbefruchtung ist in dem Auftreten der verschiedenen Kombinationen auch kein Unterschied bei qualitativen und bei quantitativen Faktoren zu finden.*

.3 *Bei Fremdbefruchtung der Individuen aus einer Klasse werden sehr verschiedene Nachkommenschaften auftreten, da die Individuen einer Klasse genetisch sehr verschieden sein können.*

4. *Bei Selbstbefruchtung der Individuen in einer Klasse ist die Nachkommenschaft des einen Individuums anders zusammengesetzt als die des anderen.*

III

DIE PRAKTISCHE BEDEUTUNG DES MENDELISMUS BEI DER ZÜCHTUNG UNSRER HAUSTIERE.

Auch bei der praktischen Anwendung des Mendelismus bei der Züchtung unsrer Haustiere sind wieder die Faktoren, welche qualitative und diejenigen welche quantitative Unterschiede bedingen, gesondert zu betrachten und die Möglichkeit einer Anwendung in der Praxis gesondert zu prüfen.

Der verschiedene Wert dieser Faktoren für den Züchter liegt schon zum teil in der Abhängigkeit verschiedener Eigenschaften von äusseren Einflüssen und in der dadurch verursachten Wahrscheinlichkeit, mit der auf die An- oder Abwesenheit bestimmter Faktoren geschlossen werden kann.

Meistens sind Faktoren, welche qualitative Unterschiede bedingen, äusserlich besser wahrzunehmen als Faktoren, welche quantitative Unterschiede hervorrufen; die letzteren werden auch meistens mehr durch äussere Einflüsse wie Fütterung, Pflege, Boden u.s.w. beherrscht. Es wird z.B. nicht gelingen durch schwächere oder stärkere Fütterung die schwarzbunte Farbe eines Rindes oder die Fuchsfarbe eines Pferdes erheblich zu beeinflussen, wohl aber ist es sehr gut möglich vom Züchterstandpunkt wertvolle Eigenschaften wie Brusttiefe, Brustbreite, Hüftenbreite u.s.w. durch derartige Massregeln nicht unbedeutend in ihre Quantität zu änderen und auf diese Weise die Anwesenheit oder Abwesenheit bestimmter quantitativer Faktoren vorzutäuschen.

Man braucht nur an die schönen Versuche von prof. Fischer mit Zwillingskälbern, wobei gezeigt wurde, wie intensieve Fütterung in der Jugend das Gepräge eines Tieres vollständig verändern kann, zu denken um ohne Weiteres zu verstehen, wie schwer es sein kann an dem Mass einer Eigenschaft festzustellen, wie es um die Faktoren, die sie hervorgerufen haben, steht und wieviel Faktoren zu ihrer Bildung beigetragen haben;

gerade hierdurch werden die allmählichen Übergänge in der Quantität verschiedener Eigenschaften bedingt und sind nicht diese allmählichen Übergänge die Ursache, dass statistischen Studien über Erblichkeitserscheinungen Fehler anhaften, die manchmal einer sicheren Schlussfolgerung im Wege stehen?

Dieser Unterschied zwischen quantitativen und qualitativen Faktoren, in Verbindung mit den abweichenden Zahlenverhältnissen der verschiedenen Phaenotypen bei quantitativen Faktoren, bedingt denn auch in solchen Fällen eine andere Gestaltung der Zuchtwahl, da hier statt einer durchaus zutreffenden mathematischen Zusammenstellung der Resultate verschiedener Generationen und Paarungen, eine Art Wahrscheinlichkeitsrechnung in bezug auf die Faktorenkombination aufgestellt werden muss. Man hat also stets nur mit Wahrscheinlichkeiten zu rechnen. Es ist dies meines Erachtens ein Punkt, der bis jetzt, wenn von der Anwendung des Mendelismus auf die praktische Haustierzucht die Rede war, nicht genügend berücksichtigt worden ist, sodass mancher Forscher und auch einige gebildete Züchter sich eine falsche und übertriebene Vorstellung von dieser Anwendung gemacht haben.

Wenn es in der landwirtschaftlichen Tierzucht meistens qualitative Faktoren wären, die die vom Züchterstandpunkt wertvollen Eigenschaften hervorriefen, würde die Anwendung des Mendelismus, wenn auch schwer, doch immer sehr gut möglich sein. Leider sind es aber meistens die Unterschiede in Quantität derselben Eigenschaften, die den Wert eines Tieres für den Züchter bestimmen und diese werden, wie bereits einige Untersuchungen an Pflanzen gelehrt haben, auch wohl durch quantitative Faktoren bestimmt werden.

Der Wert eines Tieres ist weniger abhängig von seiner Hautoder Haarfarbe, seinen Abzeichen, seinen Hörnern u.s.w. als von der stärkeren oder schwächeren Entwicklung bestimmter Körperteile wie Brust, Beine, Euter u.s.w. oder von physiologischen Eigenschaften wie Fettgehalt der produzierten Milch, Ausdauer beim Rennen u.s.w.

Und wenn diese Eigenschaften auch durch nicht erbliche Veränderungen, verursacht durch Klima, Boden, Fütterung, Haltung, Pflege, eine andere Quantität zeigen können, wird die Anordnung der verschiedenen Quantitäten solcher Eigenschaften in Mendelschemas fast unmöglich sein.

Es scheint daher angemessen direkt bei der Behandlung der Zuchtwahl einen Unterschied zu machen in der Zuchtwahl bei qualitativen und bei quantitativen Faktoren, da hier, wenn auch die Prinzipien immer dieselben bleiben, sehr grosse Unterschiede in der Ausführung auftreten müssen.

a. Die Zuchtwahl bei qualitativen Faktoren.

Die Anwendung des Mendelismus und die hierauf begründete Zuchtwahl wird bisweilen nicht allein durch die Schwierigkeit, die Faktorenkombination der entstandenen Eigenschaft festzustellen, beschränkt, sondern auch durch die Tatsache, dass schon bei der Bastardierung zweier Individuen, die in drei Faktoren verschieden sind, $3^3 = 27$ Kombinationen auf 64 Individuen in F_2 möglich sind, während bei der Paarung der grösseren Haustiere meistens nur ein, selten zwei Kinder entstehen.

Nur bei den Schweinen kommen mehrere Kinder vor und hier sind denn auch Erblichkeits- und Zuchtwahlstudien am bequemsten zu machen.

Man braucht daher bei der Untersuchung nach der Erblichkeit qualitativer Faktoren mehrere Tiere und erst wenn diese Erblichkeit genau bekannt ist, kann man, aber meistens nur bei den männlichen Tieren, die Zuchtwahl darauf begründen. Bei den weiblichen Tieren ist es, wegen der geringen Anzahl Kinder, die eine Stute oder eine Kuh liefert, meistens nicht gut möglich aus der Nachkommenschaft zu bestimmen, welche Kombination Ursache einer bestimmten qualitativen Eigenschaft dieses Tieres gewesen ist. Es müssten also bei Pferden und Kühen, die in drei Faktoren verschieden sind, zwischen zwei derartigen Tieren 64 Paarungen stattfinden, sollen alle Kombinationen wenigstens einmal entstehen; auch dann ist noch zu erwarten, dass nicht alle aufgetreten sind, da man bei Bastardierungen bei Pflanzen und Tieren stets Abweichungen im Zahlenverhältnis der Kombinationen hat, denn bei jeder Untersuchung, die nicht mit einer unendlichen Anzahl Objekten ausgeführt wird, kommen stets Wahrscheinlichkeitsfehler vor.

Diese Abweichungen müssen aber innerhalb der mathematisch zulässigen Fehlergrenzen liegen. Auf diesen Gegenstand können wir hier nicht näher eingehen, möchten aber für die mathematische Seite des ganzen Problems der Erblichkeit auf das bereits erwähnte Buch von Johannsen hinweisen.

Haben wir z.B. genau 64 Individuen, so lehrt uns der Mendelismus, dass unter denselben ein Individuum vorkommt, das alle drei Faktoren nicht besitzt, also als aabbcc zu bezeichnen ist.

Die Wahrscheinlichkeitsrechnung lehrt uns aber (siehe Johannsen l.c.S. 512) dass bei dem idealen Verhältnis 63 : 1, wenn wir nur 64 Individuen haben, die Fehlergrenzen ungefähr zwisschen $63 \pm 1 : 1 \pm 1$ liegen. Wir können also haben 64: 0 oder 62: 2 also, 0,1 oder 2 Individuen aabbcc, ohne einen Fehler gemacht zu haben, der uns zu der Behauptung berechtigt, dass dieser Vereinigung ein anderes Verhältnis zu Grunde gelegen hat und unsere Hypothese also falsch gewesen ist. 64: 0 bedeutet, dass man nicht darauf rechnen kann, dass unter den 64 Nachkommen ein Individuum aabbcc auftritt, obwohl auch zwei Individuen vorkommen können. Nur wenn wir sehr viel mehr Nachkommen gehabt hätten, würde das Verhältnis mehr zu 63: 1 neigen und bei einer sehr grossen Anzahl vielleicht 10000 Individuen, genau 63: 1 sein.

Entstehen z.B. aus den Paarungen 250 Individuen, so ist der mittlere Fehler(m) $63 \pm 0,502 : 1 \pm 0,502$; das ergibt auf 250 Individuen: $246,1 \pm 2 : 3,9 \pm 2$ oder rund $246 \pm 2 : 4 \pm 2$. Wenn also von 250 Individuen bei Paarungen zwischen Individuen, die drei verschiedene Faktoren heterozygotisch besitzen, also AaBbCc sind, alle Individuen, die aabbcc sind in einem Zahlenverhältnis von 2 :248 bis 6 :244 zu den anderen Individuen auftreten, kann man sagen, dass diese Ergebnisse innerhalb der Fehlergrenzen liegen. Hätte der Züchter eben diese aabbcc Tiere züchten wollen, so wären also auf 250 Nachkommen nur 2—6 solcher Tiere zu erwarten.

Solche Fälle sind nun wohl theoretisch sehr schön auseinander zu setzen, doch man wird leicht einsehen, dass sie sich in der Praxis sehr schwer analysieren lassen, da man dabei auf folgende Hindernisse stösst:

1. Man muss wenigstens 250 weibliche Tiere in F_1 haben und da ungefähr eben soviel männliche wie weibliche Tiere geboren werden, mit den Tieren, die das Ausgangsmaterial bilden, 500 Paarungen stattfinden lassen. Für diese 500 Paarungen

sind aber wieder 500 weibliche Tiere nötig und mindestens ein männliches Tier. Dann würde man aber in F_1 nur Halbschwestern und Halbbrüder sich mit einander paaren lassen und es wäre darum besser, da man doch mit F_1 weiter züchten will, mehrere männliche Tiere zu nehmen.

2. Man muss die Gewissheit haben, dass sämtliche Tiere, die die erste Generation, die Elterngeneration, bilden sollen, homozygotisch in diesen drei Faktoren sind, da man sonst in F_1 nicht nur AaBbCc Individuen, sondern auch andere Kombinationen erhalten wird.

3. Müssen die Nachkommen in F_2 alle solange behalten werden, bis die Eigenschaften, um die es sich bei der Bastardierung handelte, alle so weit entwickelt sind, dass ihre Faktorenkombination fehlerlos zu bestimmen ist. Diese drei Anforderungen, die allein ein fehlerfreies Resultat ermöglichen, wird man in der Praxis selten erfüllt sehen, es bleibt daher nur der Weg übrig, der bei verwickelten Mendelfällen einzuschlagen ist, nämlich eine Prüfung der folgenden Generationen.

Aber auch dieser Weg ist hier ausserordentlich schwierig, da jedes Tier aus F_2 mit einem anderen Tier aus F_1 oder F_2 gepaart werden muss und nur ein Kind daraus entsteht. Dieses Kind genügt aber sicher nicht, um auf die Kombination bei den gepaarten Eltern zurück zu schliessen, es ist daher nötig von dem betreffenden Tier am liebsten mit demselden Vater mehrere Kinder zu züchten. Gelingt es dann mehrere weibliche Tiere zu entdekken mit derselben Kombination und diese wieder mit einem Bullen zu paaren, dessen Kombination bekannt ist, also ein Bulle aus F_1, so kann man bei einer sachgemässen Bearbeitung dieser Resultate erwarten dem Ziele etwas näher gekommen zu sein.

Wenn aber zwischen Homo- und Heterozygoten stets scharf wahrnehmbare Unterschiede bestehen und man einmal erforscht hat, wieviel Faktoren und welche Faktoren-Kombination Ursache dieser und welche Ursache jener Eigenschaft ist, so ist es sehr gut möglich in wenigen Generationen eine homozygotische Rasse für bestimmte Faktoren zu züchten.

Sind aber die Unterschiede, wie wir oben annahmen, nicht scharf zu trennen, oder tritt Dominanz auf, so haben wir bereits manche Schwierigkeiten kennen gelernt; die obigen Ausführungen können aber vielleicht durch ein Beispiel noch leichter verständlich gemacht werden.

Bei Rindern dominiert, wie einzelne Untersuchungen mit ziemlicher Sicherheit bewiesen haben, die schwarze Haarfarbe über die rote; ebenso scheint das Fehlen von Hörnern zu dominieren.

Nennen wir S, den Faktor, der die schwarze Farbe hervorruft, so ist s oder das Fehlen dieses Faktors dasselbe wie das Auftreten der roten Farbe. Der Faktor H hemmt dann die Entwicklung der Hörner, während bei Abwesenheit dieses Faktors (also h) Hörner auftreten.

Wir nehmen jetzt noch einmal an, dass es uns gelungen ist, verschiedene Tiere z.B. Bullen zu finden, die Hörner haben und schwarz sind und die Faktoren für diese Eigenschaften homozygotisch besitzen.

Die Tiere sind also SShh. Auch haben wir eine Anzahl Kühe, die rot sind und also niemals anders als ss sein können und ungehörnt homozygotisch. Die Faktoren-Kombination für diese Eigenschaften ist dann also durch ssHH anzudeuten.

Diese Tiere werden zusammen gepaart und liefern daher eine Nachkommenschaft SsHh, bestehend aus Tieren, die ungehörnt und schwarz sind. In F_2 werden pro 16 Individuen, wie wir oben angaben, bei Paarung der F_1 Individuen entstehen:

9 Tiere, welche beide Faktoren also S und H wenigstens einmal besitzen. Die Tiere sind schwarz und ungehörnt. 3 Tiere, die einen der Faktoren wenigstens einmal tragen; der andere Faktor fehlt jedoch. Die Tiere sind schwarz und gehörnt. 3. Tiere, die den anderen Faktor wohl besitzen, denen aber der erste fehlt. Diese Tiere sind rot und hornlos. 1 Tier, dass keinen der beiden Faktoren besitzt und deshalb rot und gehörnt ist.

Diese 9 schwarzen, ungehörnten Tiere haben jedoch durchaus nicht alle dieselbe Faktorenkombination, wir finden 4 Tiere, die SsHh sind, 2 Tiere SsHH, 2 Tiere SSHh und ein Tier SSHH.

Äusserlich sind diese Kombinationen aber den 9 schwarzen, hornlosen Tieren nicht anzusehen. Wäre es die Aufgabe der Zuchtwahl eine Rasse schwarzer hornloser Tiere zu bilden, so müsste man natürlich damit anfangen nur diese 9 Tiere zu behalten und alle roten hornlosen, roten gehörnten und schwarzen ungehörnten ausmerzen.

Nun muss aber mit der zweiten Bastardgeneration we ter gezüchtet werden.

Wir nehmen auch noch an, dass man eine grosse Anzahl Tiere gebraucht hat und enge Familienzucht hierdurch vermieden worden ist.

Es werden nun alle mit einander gepaarten SsHH Tiere eine Nachkommenschaft liefern, die stets hornlos und von der ein Viertel der Anzahl Tiere rot ist; alle mit einander gepaarten SSHh Tiere werden stets schwarz sein und ein Viertel derselben wird Hörner haben.

Die Tieren SsHh werden eine Nachkommenschaft liefern, die genau so wie F_2 aussieht, da sie dieselbe Faktoren-Kombination haben als alle Tiere in F_1.

Die Tiere in der Gruppe rot und hornlos können die Kombination ssHH oder ssHh haben. Die ersteren unter einander gepaart, werden stets wieder Tiere SsHH hervorbringen, die letzteren stets rote Tiere, von denen der vierte Teil Hörner haben wird.

In der Gruppe schwarze gehörnte Tiere kommen Tiere vor, die, mit einander gepaart nur schwarze gehörnte Nachkommenschaft liefern, also die Kombination SShh haben müssen; es finden sich jedoch auch Individuen darunter, die ebenfalls gehörnte Tiere hervorbringen, von denen jedoch ein Viertel rot und drei Viertel schwarz sind (die Tiere Sshh.)

Die roten gehörnten Tiere schliesslich, die ja alle sshh sind, werden unter einander gepaart nur rote gehörnte Nachkommenschaft haben.

Wenn es uns nun gelänge, Tiere SShh und ssHH in der Gruppe zu finden, würde es sehr leicht sein, eine Rasse SSHH Tiere zu bilden, da diese Tiere mit denen der ersten Gruppe (schwarz und hornlos) gepaart, im ersten Fall (bei SShh Tieren) immer schwarze Individuen hervorbringen würden und die Anzahl Tiere, die die Kombination SS trugen, sich in F_3 schon sehr bedeutend vermehrt hatte. Im zweiten Fall hätten wir eine ausnahmlos ungehörnte Nachkommenschaft zu erwarten, die in F_3 bereits eine grosse Anzahl hornloser Homozygoten haben würde.

Nach wenigen Generationen wäre es also möglich eine sehr grosse Anzahl Homozygoten zu züchten und die Rasse auf diese Weise genügend konstant zu machen. Man bedenke aber, dass stets die Gefahr vorliegt, dass ein Tier SsHH mit einem Tier SSHh einmal ein Individuum SsHh liefert und dieses Individuum mit einem anderen gepaart, das auch SsHh ist, eine Nachkommenschaft bilden kann, die wieder teilweise rot, teilweise gehörnt ist.

In der Praxis spricht man dann wohl von Atavismus, doch wird es uns deutlich geworden sein, dass dieser Atavismus nichts Besonderes bedeutet, sondern nur eine ausnahmsweise auftretende Kombination ist.

Da aber die Tiere SShh nicht von Tieren Sshh zu unterscheiden sind und diese Tiere selbstverständlich bei Paarung mit Tieren aus der ersten Gruppe sehr viele nicht erwünschte Kombinationen bilden würden, ist es wie bereits oben bemerkt, besser nur Tiere der erste Gruppe unter einander sich paaren zu lassen und alle andere Tiere auszumerzen.

Es bleiben also die Tiere der ersten Gruppe übrig; da diese jedoch nicht alle dieselbe Faktoren-Kombination haben, ist es sehr gefährlich einzelne Tiere aus dieser Gruppe auszumerzen, da wir nicht unterscheiden können, wie die Kombination ist und also ebensoviel Chance haben ein Tier mit einer guten als ein Tier mit schlechten Kombination von der Zucht auszuschliessen.

Am besten wäre es daher, diese Tiere sich unter einander paaren zu lassen. Tun wir dies, so ist nicht zu erwarten, dass ein Tier SSHH sich auch gerade mit einem anderen Tiere SSHH paart, doch werden im Anschluss an die Gesetze des Zufalls, auf neun SSHH Tiere, sich ein Tier mit SSHH, zwei Tiere mit SsHH, zwei mit SSHh und vier mit SsHh Tieren paaren. Das Resultat dieser freien Paarung ist deshalb durch eine Multiplikation der verschiedenen Möglichkeiten mit ihrer relatieven Häufigkeit zu bestimmen.

Wir haben dann:

Neun Tiere SSHH, von denen eines mit SSHH, zwei mit SsHH, zwei mit SSHh und vier mit SsHh Tieren sich paaren.

Achtzehn Tiere SSHh (die Anzahl SSHh Tiere ist zweimal so gross als die Anzahl SSHH, also hier 18) von denen sich zwei mit SSHH, vier mit SSHh, vier mit SsHH und acht mit SsHh paaren.

Achtzehn Tiere SsHH, die sich in derselben Weise mit den Tieren der andern Kombinationen paaren.

Sechs und dreissig SsHh Tiere (die Anzahl SsHh Tiere muss

viermal so gross sein als die der SSHH Tiere, also sechs und dreissig betragen) von denen sich vier mit SSHH. acht mit SSHh, acht mit SsHH und sechzehn mit SsHh paaren werden.

Wir geben hier für die ersten Gruppen das Resultat genau an:

SH × SH = SSHH (ein Tier SSHH mit einem Tier SSHH)
SH × SH = SSHH (ein Tier SSHH mit einem Tier SSHh)
SH × Sh = SSHh (ein Tier SSHH mit einem Tier SSHh)
SH × SH = SSHH (ein Tier SSHH mit einem Tier SsHH)
SH × sH = SsHH (ein Tier SSHH mit einem Tier SsHH)
SH × SH = SSHH (ein Tier SSHH mit einem Tier SsHh)
SH × Sh = SSHh (ein Tier SSHH mit einem Tier SsHh)
SH × sH = SsHH (ein Tier SSHH mit einem Tier SsHh)
SH × sh = SsHh (ein Tier SSHH mit einem Tier SsHh)
Also zusammen 4 SSHH, 2 SsHH, 2 SSHh und 1 SsHh Tier.

Rechnet man auf diese Weise das Resultat der freien Paarung in den anderen Gruppen aus, so bekommt man:

(a. S. 43 I.)

Total also 81 Individuen, worunter 16 Individuen homozygotisch für die Faktoren H und S sind, 16 den Faktor H allein homozygotisch tragen, 16 ebenso für den Faktor S zusammengestellt sind und 16 Individuen gezählt werden können, die schwarz und ungehörnt sind, doch in beiden Faktoren Heterozygotie aufweisen.

Dann sind vier Tiere schwarz und gehörnt, jedoch homozygotisch schwarz, während vier andere Tiere, die zwar äusserlich von diesen nicht zu unterscheiden sind, heterozygotisch schwarz sind.

So finden wir auch vier homozygotisch ungehörnte rote und vier heterozygotisch ungehörnte rote Tiere und endlich ein Tier pro 81, das rot und gehörnt ist. Während bei der ersten Paarung mit SsHh Tieren, also bei der Nachkommenschaft von F_1, 9 Tiere entstanden, die die Faktoren S und H besassen (homo- und heterozygotisch), finden wir hier bereits auf 81, 64 Individuen, die diese beiden Faktoren tragen, gegen 9 auf 16 bei der ersten Paarung.

Von den 9 Tieren in F_2 war nur ein Tier SSHH, somit nur 11 %.
Von den 64 Tieren in F_3 sind 16 Tiere SSHH, also 25 %.

I

1ste Gruppe:	4 SSHH	2 SSHh	2 SsHH	1 SsHh					
2de Gruppe:	4 SSHH	6 SSHh	2 SsHH	3 SsHh	2 SShh		1 Sshh		
3te Gruppe:	4 SSHH	2 SSHh	6 SsHH	3 SsHh		2 ssHH		1 ssHh	
4de Gruppe:	4 SSHH	6 SSHh	6 SsHH	9 SsHh	2 SShh	2 ssHH	3 Sshh	3 ssHh	1 sshh.
Zusammen	16 SSHH	16 SSHh	16 SsHH	16 SsHh	4 SShh	4 ssHH	4 Sshh	4 ssHh	1 sshh.

II

1ste Gr.	36 SSHH	12 SSHh	12 SsHH	4 SsHh					
2de Gr.	18 SSHH	24 SSHh	6 SsHH	8 SsHh	6 SShh		2 Sshh		
3te Gr.	18 SSHH	6 SSHh	24 SsHH	8 SsHh		6 ssHH		2 ssHh	
4de Gr.	9 SSHH	12 SSHh	12 SsHH	16 SsHh	3 SShh	3 ssHH	4 Sshh	4 ssHh	1 sshh.
Zus.	81 SSHH	54 SSHh	54 SsHH	36 SsHh	9 SShh	9 ssHH	6 s-Hh	6 ssHh	1 sshh.

Wählen wir jetzt wieder nur die schwarzen, ungehörnten Tiere aus und lassen diese sich weiter paaren, so hat sich die relative Häufigkeit der Paarungen unter einander zwischen SSHH, SSHh, SsHH und SsHh Tieren geändert, da wir von jeder Gruppe 16 Tiere haben. Die Wahrscheinlichkeit der Paarung eines SSHH Tieres mit einem anderen SSHH Tier ist ebenso gross als die der Paarung dieses Tieres mit einem SSHh, einem SsHH, oder einem SsHh Tier. Damit aber alle Gameten-Kombinationen, die bei der Gametenspaltung bei SsHh Tieren vorkommen können, auch jede für sich mit einer anderen Kombination sich paaren können, müssen wir 64 Gameten haben, von denen 16 mit Gameten von SSHH Tieren, 16 mit Gameten von SSHh Tieren, 16 mit Gameten von SsHH Tieren und 16 mit Gameten von SsHh Tieren sich paaren müssen. Nehmen wir weniger, so können sich die Kombinationen nicht mit allen Kombinationen von SsHh Tieren paaren, da die Anzahl dieser Kombinationen ja vier, die Anzahl der möglichen Paarungen also $4 \times 4 = 16$ ist. Bei einer gleichen Verteilung über alle Gruppen von Tieren, wird die ganze Anzahl Gameten aus der Gruppe SsHh dann also $4 \times 16 = 64$ sein.

Demzufolge müssen wir nun auch 64 Gameten von den Tieren der anderen Gruppen nehmen und erhalten dann nach freier Paarung:

(a. S. 43 II.)

Die relative Häufigkeit der Homozygoten ist jetzt noch grösser geworden, da wir hier auf 256 Individuen 81 Homozygoten und im ganzen 225 schwarze, ungehörnte Tiere haben.

Das macht aber bereits in dieser Gruppe 81 : 225 oder rund 35% Homozygoten. Züchteten wir so weiter und liessen wir jetzt wieder nur schwarze ungehörnte Tiere sich unter einander paaren, so ist leicht ersichtlich, dass die kolossale Vermehrung der Homozygoten den Heterozygoten gegenüber, nämlich 81 Homozygoten auf 54: 54: 35 Heterozygoten, in der folgenden Generation die relative Häufigkeit noch bedeutend vergrössern würde.

Hieraus ist direkt abzuleiten, dass durch eine Zuchtwahl, bei der die Individuen nur nach ihrem Phaenotypus behalten werden, bei qualitativen Factoren und Auftreten von Dominanz nach einer Anzahl Generationen allmählich eine homozygotische Rasse entstehen wird.

Je mehr Factoren aber in Frage kommen, je langsamer kann

die Rasse für diese Factoren homozygotisch gemacht werden.

Die Ursache dieser letzteren Erscheinung liegt darin, dass in F_2 in jeder Gruppe stets nur ein Individuum auftritt, das in bezug auf alle Faktoren homozygotisch ist und diese Gruppe, kommt nur ein Faktor in Frage, aus drei, bei zwei Faktoren aus 9, und bei drei Faktoren aus 27 Individuen besteht.

Dieses eine Individuum ist aber eben die Ursache, dass allmählich immer mehr Homozygoten entstehen, da seine Gameten ja alle nur die gewünschten Faktoren tragen. Ist aber seine relative Häufigkeit ebenso gross wie in den Fällen mit einem Faktor, so werden in den folgenden Generationen schon sehr bald mehr Homozygoten auftreten, ist sie dagegen geringer, so werden mehrere Generationen nötig sein um dasselbe Resultat zu erreichen.

In der landwirtschaftlichen Praxis aber, da wir hier mit freier Paarung der Individuen in der Gruppe zu tun haben und dort ein Vatertier stets mehrere Muttertiere belegt, ist die Sache weniger leicht. Hat dieses Vatertier die gewünschten Faktoren homozygotisch, so wird in F_3 eine Nachkommenschaft erzeugt, die mehr Homozygoten aufweist als in unserem Beispiel; ist das betreffende Vatertier aber in diesen Faktoren mehrfach heterozygotisch, so wird die Nachkommenschaft darunter zu leiden haben und durch eine sehr geringe Anzahl Homozygoten wird man, wenn mit dieser Nachkommenschaft weiter gezüchtet wird, nicht die gewünschten Erfolge erzielen können. Je mehr Faktoren im Vatertier heterozygotisch vorkommen, desto ungünstiger wird das Resultat sein.

Es ist in solchen Fällen am zweckmässigsten mehrere Vatertiere zu gebrauchen und die Paarungen genau zu registrieren. Dann werden sich vielleicht schon in der dritten Generation Individuen finden, die durch die Gleichförmigkeit ihrer Nachkommenschaft den Beweis liefern mehrere Faktoren homozygotisch zu besitzen. Ist das aber nicht möglich, so muss man auch in den folgenden Generationen mehrere Vatertiere gebrauchen, damit man mit grösserer Wahrscheinlichkeit ein Tier antrifft, dass eine Nachkommenschaft liefert, die sich durch eine geringe Variabilität, also durch mehrfache Homozygotie, auszeichnet.

Diese Tatsache ist meines Erachtens vielleicht die Ursache, dass es in der landwirtschaftlichen Pfanzenzucht so viel eher gelingt, selbst bei Fremdbefruchtung, nach stattgefundener Bastardierung eine konstante Rasse zu züchten als in der landwirtschaftlichen Tierzucht, wo der Gebrauch einer geringen Anzahl Vatertiere zwar schneller zu Resultaten führen kann, diese Resultate aber auch durch eine unerwünschte Paarung irgend eines Vatertieres, das eine weniger gute Faktorenkombination hat, viel schneller wieder vernichtet werden können.

Wo man jedes Jahr ein anderes Vatertier gebraucht, ist die Aussicht auf konstante Resultate in der Tierzucht denn auch sehr gering, da wohl immer wieder Vatertiere ausgewählt werden, die mehrfach heterozygotisch für Faktoren sind in denen schon eine grosse Anzahl Muttertiere homozygotisch waren und solche Paarungen also das Resultat einer jahrelangen Züchterarbeit wieder vernichten. Es werden einer Zucht allmählich mehrere Faktoren homozygotisch „angezüchtet", doch ist die Anzahl Tiere, bei der bestimmte Faktoren wieder „weggezüchtet" werden, auch bedeutend. Aufgabe der Zuchtwahl ist aber, mendelistisch gesprochen, die Anzahl der Tiere, welche gewünschte Eigenschaften homozygotisch besitzen oder doch einen geringeren Grad von Heterozygotie zeigen, fortwährend zu erhöhen.

Der Züchter steht hier vor einer schweren Aufgabe, die niemals vollständig gelöst werden kann, da immer eine Anzahl Heterozygoten wieder Ursache sein wird, dass vom Züchterstandpunkt schlechte Tiere geboren werden.

Diese schlechten Tiere aber richtig zu erkennen und von der Zucht auszuschliessen, ist eine der ersten Aufgaben der zielbewussten Zucht.

Je besser die Faktoren-Kombination äusserlich wahrnehmbar ist, desto leichter wird diese Aufgabe sein und umgekehrt bei quantitativen Faktoren umso verwickelter.

Wo bei qualitativen Faktoren keine Dominanz auftritt, ist es immer leichter die verschiedenen Genotypen zu erkennen; nur wenn, wie es bei Pflanzen manchmal beobachtet ist, ein phaenotypisches Transgredieren der verschiedenen Genotypen vorkommt können Fehler gemacht werden.

Dann ist es also möglich, dass der Phaenotypus einer bestimmten Kombination durch eine grosse phaenotypische Variabilität nicht scharf von einem anderen Phaenotypus mit einer andren genetischen Kombination zu unterscheiden ist und nur die Nachkommenschaft, öfters zum grossen Schaden der Züchter,

Auskunft über den Besitz bestimmter Faktoren geben kann.

Wir haben uns bis jetzt nur mit der Zucht von Tieren beschäftigt die qualitative Faktoren besassen, deren dominierender Typus eben der gewünschte war, doch kann es auch vorkommen, dass gerade der rezessive Typus gewünscht wird oder dass der gewünschte Typus durch den Besitz einer Anzahl dominierender und einer Anzahl rezessiver Faktoren bestimmt ist.

Diese Tiere sind dann nach stattgefundener Bastardierung nicht in der ersten Gruppe, also nicht in der Gruppe die alle Faktoren mindestens einmal enthält — zu suchen, (in unserem Beispiel die Gruppe schwarz und ungehörnt) sondern müssen in einer der Gruppen gefunden werden, die durch die Abwesenheit des Faktors, den man eben nicht haben will, kennzeichnet.

Man hat daher in F_2 die Tiere dieser Gruppe wieder unter einander zu paaren, um in F_3 eine Nachkommenschaft zu erzielen, die mehrere Tiere enthält, die durch die rezessiven Faktoren oder anders gesagt, durch die Abwesenheit von Faktoren zu erkennen sind.

In unserem Beispiel hatten wir zwei Faktoren schwarz und ungehörnt und die Abwesenheit dieser Faktoren als Ursache des Entstehens roter und gehörnter Tiere angenommen.

Wenn nun eine rote ungehörnte Rasse gebildet werden soll und wir verfügen nur über eine rote gehörnte Rasse und eine schwarze ungehörnte Rasse, so haben wir ein Beispiel zur Bildung einer Rasse, die dominierende und rezessive Faktoren enthalten muss.

Nach Bastardierung entstehen in F_2 wieder die bekannten Gruppen wie bereits oben auseinander gesetzt wurde.

Wir wählen natürlich jetzt zur Weiterzüchtung die Tiergruppe die rot und hornlos ist. Diese Tiere müssen die Faktoren-Kombination ssHH oder ssHh haben. Bei freier Paarung in F_2 wird aber kein einziges schwarzes Tier entstehen können, da alle Tiere den Faktor S nicht besitzen. Es werden sich also nur ssHH Tiere mit und ssHh Tieren paaren könne.

Die Faktoren s können also nicht mit in Betracht kommen, es kann nur mit den Faktoren H weiter gearbeitet werden. Wie wir oben sahen, kamen in der Gruppe auf ein HH Tier zwei Tiere Hh vor, wir können also die Resultate der freien Paarung wieder wie auf Seite 43 zusammenstellen.

Von drei ssHH Tieren wird sich eines mit einem andern ssHH Tiere und zwei mit ssHH Tieren paaren.

Von sechs ssHh Tieren werden sich zwei mit ssHH und vier mit ssHh Tieren Tieren paaren.

Das Resultat wird dann sein:

1ste Gruppe:	2 ssHH	1 ssHh	
2te Gruppe:	1 ssHH	1 ssHh	
	1 ssHH	2 ssHh	1 sshh.
Auf 9 Tiere	4 ssHH	4 ssHh	1 sshh.

Das Tier sshh ist rot und gehörnt, wird also ausgemerzt werden.

Es bleiben 8 Tiere welche die gewünschten Eigenschaften zeigen. Die Hälfte dieser Tiere hat die Faktoren s und H homozygotisch, in der Gruppe kommen also 50 % Homozygoten vor.

In F_2 war nur ein Drittel homozygotisch. Wenn man dieses Beispiel weiter durch mehrere Generationen hindurch verfolgt, wird man also wieder dasselbe finden, wie oben, nämlich eine allmähliche Zunahme der Homozygoten im Verhältnis zu den Heterozygoten.

Dies müsste auch zutreffen, wenn wir uns klar darüber wären, dass die Zunahme der Homozygotie auf dem Ausmerzen der Tiere der anderen Gruppen beruht und also eine einfache, mathematisch zu erklärende Gesetzmässigkeit ist, die in jedem Mendelfall auftritt, in dem Zuchtwahl die nicht gewünschten Faktoren-Kombinationen von der Zucht ausschliesst.

Die Schwierigkeiten denen man in der praktischen Ausführung dieser Zuchtwahl begegnet und die wir eben bereits kurz erörterten, treten natürlich auch hier stets auf, sei es denn auch in verschiedenem Grade.

Es handelt sich aber nun darum zu untersuchen, ob es einen Weg giebt, der mit grösserer Sicherheit schneller zum Ziel führt als die freie Paarung der Tiere in der Gruppe, die die bestimmten Eigenschaften zeigt.

Der erste Weg, der für jeden Züchter vor der Hand liegt, ist die Bekanntschaft der Abstammung der verschiedenen Tiere in der bestimmten Gruppe. Leider kann dieselbe uns hier nicht nützen, da ja alle Tiere in den ersten Generationen dieselbe Abstammung haben.

Hatten sie in unserm ersten Beispiel doch alle schwarze hornlose Eltern und im zweiten rote, hornlose. Auch in den späteren Generationen bleibt diese Abstammung stets dieselbe.

Bei dieser Zuchtwahl kann also die Abstammung absolut nicht helfen. Sind wir aber gezwungen Tiere aus einer anderen Gruppe zu nehmen und diese mit den Tieren aus der ersten Gruppe zu paaren, so kann die Abstammung einigermassen zu einer rationelleren Zuchtwahl beitragen, wie wir später noch zeigen werden.

Es giebt einen anderen Weg zur Erleichterung der Zuchtwahl nämlich die Bekanntschaft mit der Geschwisterpopulation bestimmter Tiere.

Sie kann uns nämlich einen Hinweis auf das Auftreten mehrerer Homozygoten in der Nachzucht eines Tieres geben.

Sind unter der Geschwisterpopulation keine oder nur relativ sehr wenige Individuen, welche die Eigenschaften homozygotisch besitzen, so ist es sehr wahrscheinlich, dass das betreffende Tier mit einer durchschnittlichen Population gepaart, eine Nachkommenschaft liefern wird, die auch wenig Tiere enthält, die diese Eigenschaften zeigen.

Durch das oben angeführte Beispiel ist die Richtigkeit dieser Behauptung leicht zu beweisen.

Betrachten wir die Verteilung der Eigenschaften über die verschiedenen Individuen bei freier Paarung in der ersten Gruppe (hornlos und schwarz) etwas näher, so ist diese Gruppe entstanden aus der Paarung von 9 Tieren SSHH mit 1 SSHH, 2 SSHh, 2 SsHH und 4 SsHh Tieren. Diese Tiere haben eine Nachkommenschaft geliefert, die auf S. 42 und 43 in der ersten Gruppe zusammengestellt ist.

Ferner haben wir in der zweiten Gruppe sich 18 SSHh Tiere mit derselben Population, wie oben, paaren lassen und erhielten die auf S. 43 in der zweiten Gruppe erwähnte Nachkommenschaft.

Die dritte Gruppe auf S. 43 enthält die Nachkommenschaft, entstanden aus der Paarung von 18 SsHH Tieren mit allen Tieren der ersten Gruppe (hornlose und schwarze Tiere aus F_2) und die vierte Gruppe enthält die Nachkommenschaft derselben Tiere gepaart mit 36 Individuen SsHh. Bestimmen wir jetzt, wieviel Homozygoten in jeder dieser Gruppen auf die ganze Anzahl der

Nachkommen vorkommen, so zählt die erste Gruppe 4 Homozygoten, die zweite und dritte 2 und die vierte Gruppe ein Homozygot auf je 9 Tiere.

Wenn nun in der Praxis dieser Fall wirklich einmal eintreten würde, also die erste Gruppe durch einenBullen SSHH, die zweite durch einen Bullen SSHh, die dritte durch einen Bullen SsHH und die vierte durch einen Bullen SsHh, alle gepaart mit Tieren SSHH, SSHh, SsHh, SsHH und SsHh in einen Verhältnis zu einander wie 1 : 2 : 2 : 4 :, entstanden wären, so würde das Resultat innerhalb mathematischer Grenzen der Wahrscheinlichkeit dasselbe sein, wie auf S. 43.

Hieraus muss nun eine Auswahl getroffen werden und wir sind also im Stande die Abstammung zu benützen.

Es ist jedoch leicht ersichtlich, dass dieser Nutzen hier gering sein wird, da ja alle Tiere eine schwarze, hornlose Mutter und dito Vater gehabt haben.

Welches Vatertier und welche Muttertiere müssen wir aber jetzt aus dieser F_3 nehmen, damit wir schneller unser Ziel, die Bildung einer konstanten Rasse hornloser, schwarzer Tiere erreichen? Wir werden natürlich am liebsten die Tiere behalten, die die Faktoren S und H homozygotisch besitzen.

Wenn wir nur Tiere aus der ersten Gruppe wählen, ist die Chance unter einer bestimmten Anzahl Tiere Homozygoten zu haben, doch immer zweimal so gross, als wenn wir Tiere aus der zweiten oder dritten Gruppe und viermal so gross, wenn wir sie aus der vierten Gruppe nehmen.

Unter den Tieren aus der ersten Gruppe kommen auch keine roten oder gehörnten vor, sondern alle 18 Tiere sind schwarz und hornlos. Unter den Tieren der zweiten Gruppe kommen auf 18 Tiere 15 schwarze, hornlose vor, ebenso wie unter denen der dritten Gruppe. Unter den Tieren der vierten Gruppe finden sich unter 32 Individuen 25 schwarze, hornlose Tiere.

Wenn nun von den Vatertieren aus F_3 genau aufgezeichnet worden wäre, welche Nachkommenschaft sie geliefert hätten, so wäre aus der Zusammenstellung dieser Nachkommenschaft direkt abzuleiten wie der betreffende Vater gewesen ist.

Die Nachkommenschaft eines Vaters SSHH enthält nämlich kein einziges rotes oder gehörntes Tier das beweist dass sie mehr Homozygoten besessen hat.

Wählte man wieder ein Vatertier aus dieser Nachkommenschaft aus, so würde eben die Beschaffenheit seiner Geschwisterpopulation (die Abwesenheit roter und gehörnter Tiere) uns den Beweis gebracht haben, dass die Chance grösser war ein Tier SSHH gewählt zu haben, da in dieser Gruppe verhaltnismässig mehr solche Tiere vorkommen mûssen.

Die Chance Homozygoten zu wählen, ist in der ersten Gruppe 4: 5, in der zweiten und dritten 4: 11 und in der vierten 4: 21.

Hier kann also die Bekanntschaft mit den Eigenschaften der Geschwisterpopulation viel zu einer rationelleren Auswahl der gewünschten Zuchttiere beitragen..

Voraussetzung ist natürlich, dass diese Populationen genau registriert werden. Umgekehrt aber ist die Geschwisterpopulation auch wieder ein wichtiges Hilfsmittel, um mit mehr Wahrscheinlichkeit auf die Faktoren-Kombination des Vaters der Population zu schliessen. Ohne Weiteres ist doch direkt ersichtlich wie eine Population, die relativ aus einer grösseren Anzahl Tiere mit den gewünschten Eigenschaften besteht als eine andere Population, diese Eigenschaften wahrscheinlich dem Vater zu verdanken hat, da die respektiven Mütter wohl alle zusammen von denen der anderen Population nicht sehr verschieden gewesen sein werden.

Es geht hieraus einer der wichtigsten Grundsätze der Zuchtlehre hervor:

An den Kindern ist erst der erbliche Ckarakter des Vaters zu erkennen.

Die Möglichkeit bleibt aber bestehen, dass eine gute Population ihre Entstehung nicht einem guten Vater sondern mehreren guten Müttern verdankt und das Vatertier, später mit anderen weiblichen Tieren gepaart, eine Nachkommeschaft liefert, die nicht genügt.

Daher ist es besser zu sagen: Entweder der Vater oder die Mutter müssen bei einer Geschwisterpopulation, die aus Individuen besteht, die in der Mehrzahl die gewünschten Eigenschaften zeigen, eine gewünschte Faktoren-Kombination für die betreffenden Eigenschaften gehabt haben.

Es ist aber in bezug auf die Zuchtwahl durchaus gleichgültig ob die Geschwisterpopulation durch den Vater oder durch die Mütter geworden ist, was si ist. Das *Resultat* ist eben bei der Auswahl neuer Zuchttiere aus dieser Population bestimmend.

Für die Beurteilung der Eltern wäre es besser, genau zu wissen ob der gemeinschaftliche Vater oder die verschiedenen Mütter die Ursache des Entstehens einer so guten Nachkommenschaft gewesen sind.

Ist es nun möglich auch diese Frage mit einiger Wahrscheinlichkeit zu beantworten?

In unserem Fall, in dem wir voraussetzten, dass von dem Vater und den Müttern nichts Näheres bekannt ist, muss sie verneint werden.

Wird aber dieser Weg Generationen hindurch verfolgt und nehmen wir also wieder einen Bullen aus einer guten Population, so ist es möglich, dass dieser Bulle auch wieder eine gute Nachkommenschaft liefert. Ist dies der Fall und liefert sein Sohn wieder mit anderen Kühen gepaart, Kinder, die wieder dieselben guten Eigenschaften zeigen, so wird es mit jedem Geschlecht wahrscheinlicher, dass der erste Bulle die Ursache der guten ersten Population war.

Es würde doch wohl ein zu grosser Zufall sein, wenn sein Sohn seine guten Eigenschaften gerade einer guten Mutter verdankte und sein Enkel und Urenkel ebenfalls.

Alle diese männlichen Zuchttiere hätten dann also das Glück haben müssen, immer wieder einer Mutter zu entstammen, die eine gute Nachkommenschaft lieferte und jede Mutter hätte eben in *denselben* Eigenschaften in der Nachkommenschaft Gutes liefern müssen.

Jedesmal hätten also diese Väter, die doch einer guten Population entnommen waren, ihre Eigenschaften nur mütterlicherseits bekommen und ihr Vater hätte dabei nur eine untergeordnete Bedeutung gehabt. Das hiesse doch dem Zufall eine zu grosse Rolle zuerkennen, und wenn auch nicht geleugnet werden kann, das solche Fälle vereinzelt vorkommen können, muss man doch als Regel annehmen, dass hier die verschiedenen Väter die Ursache gewesen sind.

Kommen aber die Mütter der verschiedenen Bullen auch wieder aus einer guten Population, so wird die Wahrscheinlichkeit mit einem Vater zu tun zu haben, der von grossem Einfluss auf die Zucht gewesen ist, wieder grösser.

Wenn z.B. der Urgrossvater einer guten Population entstammte, so ist, wie wir eben bewiesen, die Wahrscheinlichkeit, das er die Ursache des Entstehens der guten Nachkommenschaft ist, bereits sehr gross. Diese Nachkommenschaft wird verhältnismässig mehr Tiere zählen, die in verschiedenen wertvollen Eigenschaften homozygotisch sind und bei einer Auswahl eines Vatertieres aus dieser Nachkommenschaft wird für das folgende Geschlecht dadurch wieder die Wahrscheinlichkeit erhöht einen Vater gewählt zu haben, der in bezug auf diese Eigenschaften ebenso homozygotisch ist.

Dieses Tier hat nun mit verschiedenen weiblichen Tieren, eine Nachkommenschaft zeugen können, die schlechter ist als diejenige, der es entnommen war. Das würde beweisen, dass wir unter den Nachkommen,zu denen dieses erste Tier gehörte, eine schlechte Wahl getroffen hätten. Die Nachkommenschaft kann jedoch auch wenigstens ebenso gut, ja noch besser sein als die Geschwisterpopulation des betreffenden Bullen und durch die Paarung mit weiblichen Tieren hervorgebracht sein, die in der Mehrzahl auch aus guten Populationen stammten. Dann wird die Anzahl Homozygoten (in bezug auf die bestimmten Faktoren) noch grösser sein und es ist also bei der Auswahl eines Vatertieres aus diesen Generationen noch unwahrscheinlicher, dass man ein Tier wählt, das die gewünschten Faktoren heterozygotisch hat.

Dies kann man fortsetzen und mit jeder Generation, die aus Vätern und Müttern guter Populationen hervorgeht, wächst also die Wahrscheinlichkeit Zuchttiere zu erhalten, die durch die Bildung einer guten Nachkommenschaft zeigen, wirklich zu den hochgezüchteten Individuen der Rasse zu gehören.

Also nicht die Abstammung an und für sich ist hier das massgebende Element, sondern die Bekanntschaft mit der Geschwisterpopulation der Voreltern.

Entstammt der Vater einer guten Familie, die Mutter aber nicht, so ist es weniger wahrscheinlich, dass die Kinder gute Zuchttiere sein werden als wenn beide Eltern von guter Abstammung sind.

Da der Bullen mehrere Nachkommen liefert, ist eine Beurteilung seiner Nachkommenschaft in bezug auf ihre Konstanz zuverlässiger und es ist deswegen bei den männlichen Tieren mit mehr Wahrscheinlichkeit auf die An- oder Abwesenheit bestimmter Faktoren zu schliessen als bei den weiblichen

Individuen, da die geringere Anzahl ihrer Nachkommenschaft meistens keine sicheren Schlüsse in dieser Richtung gestattet.

Daher ist es auch wichtiger die männlichen Linien in dieser Hinsicht genau zu untersuchen und genau die Merkmale der Brüder und Schwestern väterlicherseits festzustellen.

Da diese Tatsachen an konkreten Fällen vielleicht noch deutlicher zu beweisen sind ,sei hier ein Beispiel aus der praktischen Zucht vorgeführt.

Wenn eine Pferderasse z.B. das Oldenburger Pferd, aus Schwarzen und Füchsen besteht und die Aufgabe ist, hieraus eine schwarze Rasse zu züchten, wie wird dann die Zuchtwahl vorzunehmen sein? Bekanntlich hat schon Hurst gezeigt, dass die schwarze Farbe durch einen Faktor, (jetzt als H. angedeutet) verursacht wird, der über den Faktor der Fuchsfarbe, den jedes Pferd besitzen soll, dominiert.

Nennen wir den letzteren G (Grundpigment) so ist ein Fuchs also GGhh und ein Schwarzer entweder GGHH oder GGHh.

Ist ein Hengst nun GGHh und wird er mit einer Anzahl GGHh Stuten gepaart, so werden hieraus Füchse und Schwarze entstehen, die Mehrzahl der Tiere aber wird schwarz sein.

Ist der Hengst GGHH so wird niemals, auch nicht mit GGHh Stuten ein fuchsfarbiges Fohlen erzeugt werden, sondern sämtliche Kinder, auch bei einer Paarung mit Füchsen, werden schwarz sein.

Hier ist also die Faktorenkombination des Hengstes direkt durch die Nachkommenschaft zu bestimmen, besonders wenn diese Nachkommenschaft sehr gross ist und also vorkommende Ungenauigkeiten durch eine grosse Anzahl Kinder sich weniger geltend machen können, wodurch das Resultat grössere Wahrscheinlichkeit hat. Es ist aber möglich, dass der Hengst sich nur mit schwarzen Stuten gepaart hat und besonders bei einer kleinen Anzahl Stuten ist dies nicht ausgeschlossen. Die Kinder werden dann auch alle schwarz sein und was dem Hengst zugeschrieben wird, ist eigentlich auf Rechnung der Stuten zu setzen.

Aber auch wenn einzelne Stuten GGHh sind, kann der Zufall es wollen, dass aus einer solchen Paarung nur schwarze Fohlen hervorgehen. In einem derartigen Fall kann uns jedoch die Abstammung des Hengstes noch etwas mehr lehren. Der Hengst stammt z.B. von einer fuchsfarbigen Mutter und einem schwarzen Vater ab. Dadurch ist bewiesen, dass der Hengst nur GGHh sein kann, denn seine Mutter war GGhh und selbst wenn sein Vater GGHH gewesen wäre, würde das Resultat der Paarung zwischen GGhh und GGHH doch ein GGHh Tier gewesen sein müssen.

Sind aber beide Eltern schwarz so können sie beide GGHh gewesen sein und werden dann auf 3 schwarze Kinder ein fuchsfarbiges liefern können, aber von diesen 3 Tieren ist nur eines GGHH, da die beiden anderen GGHh sein müssen. Sind beide Eltern schwarz und ist einer GGHH, so werden sie nur schwarze Kinder erzeugen, die eine Hälfte wird GGHH, die andere GGHh sein.

Hier ist das Verhältnis homozygot-schwarz 1 : 1 und im vorigen Fall 1 : 2.

Wählen wir jetzt, — die Gesetze über die Vererbung der Haarfarbe sind nicht genau bekannt — ein von schwarzen Eltern abstammendes Tier, so ist die Wahrscheinlichkeit 1 : 2, dass wir ein Tier wählen, das homozygotisch schwarz ist. Die Wahrscheinlichkeit kann aber noch grösser sein, da die Eltern auch beide GGHH sein können und dann nur homozygote Kinder erzeugt haben.

Sind die Eltern aber schwarz und fuchsfarbig, so ist die Wahrscheinlichkeit ein homozygotichs schwarzes Tier aus den Kindern zu wählen 0 : ∞

Nun sind aber die Grosseltern dieses Tieres auch wieder schwarz und die Grossväter haben beide mit schwarzen Stuten eine Population ergeben, die nur aus schwarzen Individuen bestand.

Es ist aber auch jetzt wieder nicht ausgeschlossen, dass diese Grossväter vereinzelt einen Fuchs geliefert haben, der aber der Kontrolle entzogen worden ist. Auch können die weiblichen Tiere, mit denen sich die Grossväter gepaart haben, alle oder beinahe alle GGHH gewesen sein. Eine genaue Kenntnis der Geschwisterpopulation im Anschluss an die Abstammung kann uns hier sehr viel helfen.

Ist eben diese Population bis auf eine einzige Ausnahme, bei dem einen Grossvater schwarz, bei dem anderen aber ausnahmslos schwarz, so wird sie doch, wie wir oben bereits bewiesen, aus verhältnismässing viel GGHH Tieren bestanden haben.

Die Wahrscheinlichkeit, dass einer der Eltern aus der ausnahmslos schwarzen Population GGHH ist, ist deshalb mindestens 1 : 2. Ist die Population des anderen Grossvaters auch ausnahmslos schwarz, so ist auch hier eine Wahrscheinlichkeit von mindestens 1 : 2 anwesend.

Sind wir dabei im Stande auch die Populationen der Grossmütter zu beurteilen, so können wir mit noch grösserer Wahrscheinlichkeit auf die Factoren-Kombination der Eltern des betreffenden Hengstes schliessen.

Sind nun diese Grosseltern wieder von Eltern erzeugt, die schwarz waren und auch einer schwarzen Population entstammten, so kann man, jetzt umgekehrt die Tatsachen so deuten:

Von den Urgrosseltern sind einzelne mit einer Wahrscheinlichkeit 1 : 1 andere mit einer Wahrscheinlichkeit 1 : 2 (wenn ihre respektiven Vater oder Mutter auch Füchse unter ihrer Nachkommenschaft zählten) und wieder andere mit einer Wahrscheinlichkeit 0 : ∾ GGHH (wenn ihre resp. Vater oder Mutter Fuchs gewesen sind.)

Bei der Auswahl ihrer Kinder ist also, da diese Homozygoten und Heterozygoten im Verhältnis mehr GGHH erzeugt haben (s. S. 43), die Wahrscheinlichkeit wieder grösser, unter den vier Grosseltern des Hengstes überwiegend GGHH Individuen zu finden. Wenn hier aber wieder im Verhältnis zu der vorigen Generation, mehr Homozygoten gewesen sind, ist auch die Wahrscheinlichkeit, dass die beiden Eltern des Hengstes einer Population entnommen sind, die vorwiegend aus GGHH Tieren bestand, wieder grösser geworden und steigt hiermit die Chance, dass der Hengst selbst GGHH ist.

Bei den Eltern kann man daher, wenn die Eigenschaften der Geschwisterpopulationen, wenigstens ihrer mänlichen Vorfahren, einige Generationen hindurch bekannt sind, schliesslich zu der unabweisbaren Tatsache kommen, dass die Bekanntschaft mit den Voreltern und ihren Geschwisterpopulationen mit mehr Wahrscheinlichkeit auf die Factoren-Kombination des Tieres schliessen lässt.

Aber auch Bekanntschaft mit der Abstammung ohne Weiteres kann schon einigermassen lehren wie die Faktoren G und H in den Gameten vorkommen. Sind nämlich die Eltern einmal bis zur vierten Vorelterngeneration schwarz und wissen wir weiter nichts von ihren respektiven Halbbrüdern und -Schwestern, so ist in der dritten Vorelterngeneration, die aus der vierten entstanden ist, die Wahrscheinlichkeit im schlechtesten Fall für alle Individuen o Homozygoten.

Dann sind die Voreltern der Individuen aus der dritten Generation alle GGHh gewesen und haben also innerhalb mathematischer Fehlergrenzen 1GGHH: 2GGHh: 1GGhh geliefert.

Unter den 8 Urgrossmüttern und Urgrossvätern werden also wahrscheinlich doch wohl 2 Homozygoten sein, vielleicht sogar drei.

Diese beiden Homozygoten können sich mit einander gepaart und dann wieder Homozygoten geliefert haben. Sie können sich aber auch jeder mit einem schwarzen GGHh Tier gepaart haben und dann im Mittel zur Hälfte Homo- und zur Hälfte Heterozygoten gezeugt haben. Dann haben die vier anderen Grosseltern, die also GGHh waren, wieder eine Nachkommenschaft gezeugt, die zu einem Viertel aus GGHH und zu zwei Viertel aus GGHh Tieren besteht.

Zwei Grosseltern sind also entstanden aus einer Paarung GGHH ×GGHh; einer dieser Grosseltern wird also durchschnittlich GGHH, der andere GGHh sein.

Zwei Grosseltern sind aus einer Paarung GGHh × GGHh hervorgegangen und können deswegen beide GGHh sein; es kann aber auch mit ein weinig Glück einer der beiden GGHH sein. Wenn beide Urgrosseltern, die GGHH waren sich zufällig mit einander gepaart haben, muss einer der Grosseltern GGHH sein. Die anderen Grosseltern sind dann aber durch Paarungen von GGHh × GGHh erzeugt und im Mittel wird einer GGHH und zwei GGHh sein.

Betrachten wir jetzt den ungünstigsten Fall, so ist also von den vier Grosseltern ein Tier GGHH und drei andere GGHh.

Das Tier GGHH wird also mit einen GGHh Tier ein Kind zeugen, das 50 % Chance hat homozygotisch GGHH zu sein.

Die beiden anderen GGHh Grosseltern werden ein Tier hervorbringen, das nur 33 % Chance hat GGHH, und 66 % GGHh zu sein. Wenn bei den Urgrosseltern die Wahrscheinlichkeit mit Homozygoten zu tun zu haben, wie 1 : 2 der Wahrscheinlichkeit für Heterozygoten gegenüber stand, so ist sie hier grösser geworden und liegt zwischen 1 : 2 und 1 : 1 .

Nehmen wir den günstigsten Fall, in dem also einer der Grosseltern ein GGHH Tier war und auch im Mittel auf die drei andern Grosseltern ein GGHH Tier gekommen wäre, so ist für beide Eltern des Tieres die Wahrscheinlichkeit für Homozygotie 50 %. Waren also die Eltern des Tieres von unbekannter Abstammung, so könnte die Wahrscheilichkeit, dass sie homozygotich GGHH gewesen sind, nicht bewiesen werden, da sie 33 %, 50 % oder 100 % sein könnte, je nachdem beide Eltern von Grosseltern GGHh, oder GGHh und GGHH oder nur GGHH gezeugt worden sind. Bei bekannter Abstammung aber kann man sagen,dass die geringste Wahrscheinlichkeit für die Eltern jedenfalls zwischen 33 und 50 % liegt, auch 50 % oder sogar 100 % erreichen kann. Das bedeutet also eine kleine Steigung der Chancen aus diesen Eltern wieder ein GGHH Tier zu gewinnen.

Man muss nun diese Berechnungen aber nicht so auffassen, dass durch die Bekanntschaft mit der Abstammung auf alle Fälle mathematisch genau angegeben werden kann, wie gross die Wahrscheinlichkeit ist. Denn es ist möglich, dass zufällig alle Grosseltern und die Eltern heterozygotisch sind, wodurch in bezug auf die Wahrscheinlichkeit nur eines gewiss ist, nämlich dass die Tiere nicht von Füchsen abstammen und also homozygotisch sein können, was sonst ausgeschlossen ist, wenn dies wohl der Fall wäre.

Wenn man eine Anzahl Fälle mit bekannter Abstammung mit einer Anzahl von Fällen mit unbekannter Abstammung vergleicht, wird man meistens die Richtigkeit der obigen Behauptung bewiesen finden, man darf daher sagen:

Im allgemeinen giebt Bekanntschaft mit der Abstammung uns das Mittel an die Hand mit grösserer Wahrscheinlichkeit auf die Faktoren-Kombination des betreffenden Individuums zu schliessen.

Da aber schon bei einem idealen Verhältnis von 1 : 3 für 4 Individuen die mathematischen Fehlergrenzen, die bekanntlich durch $m = \frac{\sigma}{\sqrt{n}} = \pm 0.866 \ldots\ldots$ angegeben werden, sehr gross sind, so müssen sie es hier erst recht sein.

Statt drei Individuen können wir deshalb $3 \pm 0{,}866$ erhalten, ohne wirklich die Deutung der betrachteten Erscheinung anders interpretieren zu müssen. Praktisch kann man also, wenn man 2 Individuen GGHH oder 2 Individuen GGHh, also beide schwarz zu 2 Individuen GGhh also fuchstarbig bei vier Nachkommen der Paarung derselben Tiere erhält, nicht sagen ob diese Paarung durch GGHh × GGHh oder durch GGHh × GGhh dargestellt werden muss. Glücklicherweise ist die Farbe genau zu unterscheiden, doch braucht das nicht immer der Fall zu sein, wie wir unten bei den quantitativen Faktoren erfahren werden. Auch kann man, wenn man aus einer Paarung von zwei schwarzen Pferden bei vier Nachkommen keinen einzigen Fuchs erhält nicht sagen, ob die Eltern GGHh oder GGHH gewesen sind.

Natürlich sind 0, 866 Individuen praktisch unmöglich. Die Zalh illustriert die Wahrscheinlichkeit, mit der in bezug auf 4 Individuen auf das ideale Verhältnis 3: 1. geschlossen werden kann.

Je mehr Individuen aber untersucht werden, je geringer werden die Abweichungen von 3: 1.

Wir möchten hierauf besonderen Nachdruk legen, da zu oft selbst wissenschaftlich gebildete Züchter oder Ratgeber der Tierzucht Schlüsse aus den Resultaten einer zu kleinen Anzahl Beobachtungen ziehen, die dadurch keinerlei Wert besitzen.

Trotzdem werden auf dergleichen unsichere Ergebnisse Theorien aufgebaut und auf Grund dieser Theorien wieder Kritiken über andere Untersuchungen verfasst, die besser ungeschrieben blieben, da sie nur den Beweis liefern, dass ihren Erfindern die zahlenkritische Methode, die jeder Untersuchung zu Grunde gelegt werden muss, unbekannt ist oder dass sie wenig freundschaftlich mit ihr verkehren. Wir können hierauf nicht näher eingehen,möchten aber jedem, der sich mit Untersuchungen auf diesem Gebiete beschäftigt oder bestimmte Anschauungen in der Praxis vertritt, die Vorlesungen Johannsens in seinem bereits erwähnten Buch empfehlen.

Kehren wir nun zurück und sehen wir einmal wie gross die zulässigen Fehler bei mehreren Nachkommen derselben Paarung oder Paarungen zwischen gleichen Tieren sein dürfen.

Wenn aus Paarungen GGHh mit GGhh z.B. 25 Nachkommen entstehen, kann das ideale Verhältnis 1GGHh (schwarz) : 1GGhh (fuchsfarbig) noch 2 ± 0,40 : 2 ± 0,40 sein. Entstehen also 11 schwarze und 14 fuchsfarbige Kinder, so macht das auf 4 Individuen 1,76 : 2,24 und solches Resultat genügt vollständig, da es innerhalb des Verhältnisses 1,6 : 2,4 liegt.

Bei 10 schwarzen und 15 fuchsfarbigen Kindern oder umgekehrt ist aber die zulässige Grenze erreicht.

Wie steht es nun mit dem Ergebnisse, wenn die verschiedenen Eltern alle GGHh gewesen sind und wir also ideal gerechnet 3 schwarze auf 1 fuchsfarbiges Tier hätten zählen müssen?

Pro 25 würde man also finden müssen 19 schwarz : 6 fuchs oder 18 schwarz : 7 fuchs. Der mittlere Fehler ist jetzt $\pm$ 0,3464 auf vier Individuen umgerechnet und muss also 3 : 1 geschrieben werden 3 $\pm$ 0,3464 : 1 $\pm$ 0,3464. Auf 25 Individuen macht das bei 3,3464 : 0,6536 eine Anzahl 20,9 (abgerundet 21) : 4,1 (abger.4). Bei 2,6536 : 1,3464, auch ein zulässiges Verhältnis, wird 16,69 (rund 16,5) : 8,4 (rund 8,5) gefunden.

Wenn aber die Eltern GGHh und GGhh sein können und innerhalb der zulässigen Fehlergrenzen bei einer Nachkommenschaft von 25 Individuen 15 Tiere GGHh (bez. GGhh) : 10 Tiere GGhh (bez. GGHh) vorkommen können, während in der Nachkommenschaft von GGHh mit GGHh Tieren dieses Verhältnis 16,5 : 8,5 sein kann, ist hieraus wohl ohne weiteres zu schliessen, wie man aus einer Nachkommenschaft von 5 oder 10 Individuen niemals sichere Ergebnisse in bezug auf die Faktoren-Kombination ihrer Eltern ableiten kann, da die Fehlergrenzen sich dann über einander schieben. Daraus geht wieder hervor, wie der Besitz einer Eigenschaft bei einem Tiere, wie oben bei der Diskussion über den Wert der Abstammung erörtert wurde, wenn die Abstammung des betreffenden Tieres Generationen hindurch bekannt ist, doch immer mit etwas grösserer Wahrscheinlichkeit auf die Faktoren-Kombination, die dieser Eigenschaft zu Grunde liegt, schliessen lässt, als wenn wir über die Abstammung des Tieres nichts wissen, da in letzterem Fall ja absolut nichts vermutet werden kann.

Resumierend müssen wir also nochmals hervorheben, dass die Abstammung nur einen geringen Wert hinsichtlich der Bestimmung der Faktoren-Kombination einer Eigenschaft irgend eines Tieres hat, da sie nur durch eine grosse Anzahl Fälle die Wahrscheinlichkeit für bestimmte Kombinationen etwas vergrössert.

Sind die qualitativen Faktoren aber so beschaffen, dass bei ihrer Verteilung in den Gameten der Individuen, diese Verteilung keine Dominanz mit sich bringt und also das heterozygotische

Stadium sich durch Bildung einer intermediären Eigenschaft kennzeichnet, so hat die Abstammung, wie eigentümlich es aut den ersten Anblick auch sein mag, gar keine Bedeutung, da dann an jedem Tier durch die betreffenden Eigenschaften oder durch das Auftreten ihrer intermediären Form, genau festgestellt werden kann, wie die Vererbung der Eigenschaften auf die Nachkommenschaft sein wird.

Von grösserer Bedeuting wird die Abstammung aber, wenn dadurch bekannt wird, wie die Kinder eines Zuchttieres beschaffen sind.

Ist nur die ganze Nachkommenschaft der Mutter bekannt; so ist hieraus vielleicht schon Wertvolles abzuleiten, doch eine zu geringe Anzahl Nachkommen kann die Ursache sein, dass unmöglich mit einiger Sicherheit aus den Eigenschaften dieser Nachkommen auf die Faktoren-Kombinationen der Eltern geschlossen werden kann.

Die zulässigen Fehler bei dem Auftreten verschiedener Kombinationen sind ja meistens, wie wir oben bereits erwähnten, zu gross, um zu sicheren Schlüssen in diesen Richtung zu berechtigen. Dazu kommt, dass die Mutter sich häufig mit verschiedenen Vatertieren paart und dies ist natürlich mit ein Grund, warum aus den Eigenschaften der Kinder keine sicheren Rückschlüsse auf die An — oder Abwesenheit bestimmter Faktoren bei der Mutter zu machen sind. Wenn ein weibliches Tier GGHh z.B. sich achtmal paart und also 8 Kinder liefert, von denen 4 von einem Vater, zwei von einem andern, und die übrigen zwei von einem dritten Vater sind, so ist sogar aus den Eigenschaften bei den vier Nachkommen von demselben Vater nur wenig abzuleiten über die Faktoren, die ihnen vom Vater und über die, die ihnen von der Mutter vererbt worden sind. Vater und Mutter können, wenn sie beide schwarz waren und 4 schwarze Kinder lieferten beide GGHh gewesen sein, doch kann auch der Vater GGHH, die Mutter GGHh oder umgekehrt der Vater GGHh und die Mutter GGHH sein, während als dritte Möglichkeit dazu gerechtnet werden muss, dass beide Eltern GGHH gewesen sind. Die Erscheinung vier schwarz: keines fuchsfarbig, kann innerhalb der mathematischen Fehlergrenzen bei den oben genannten Paarungen auftreten.

Aus der Haarfarbe der beiden Kinder, welche von einem Vater abstammen, sind keine Schlüsse zu ziehen, also ist aus der Nachkommenschaft der Stute hinsichtlich der Faktoren-Kombination der Mutter nichts Näheres abzuleiten. Man kann sich höchstens fragen, ist es reiner Zufall, dass die Mutter mit all'diesen Vatertieren niemals andere als schwarze Kinder geliefert hat. Wenn sie GGHh gewesen wäre, würde sie doch wohl auch einmal ein fuchsfarbiges Kind geworfen haben, da doch wahrscheinlich nicht alle vier Hengste, mit denen sie sich gepaart hat, GGHH gewesen sein werden, sondern eines oder mehrere GGHh. Dass die Mutter GGHH gewesen ist, darf hier jedoch nur als eine Wahrscheinlichkeit angenommen werden, denn es ist eben sehr wohl möglich, dass der reine Zufall hier sein Spiel getrieben hat und die Mutter, obwohl sie GGHh war, nur zufällig 8 Kinder lieferte, unter denen kein einziger Fuchs vorkam. Auch können die vier Väter zufällig GGHH gewesen sein.

Mit Sicherheit lässt sich also in derartigen Fällen nichts feststellen; wir erhalten wieder den Beweis, dass eine geringe Anzahl Beobachtungen höchstens der einen oder andern Schlussfolgerung einen gewissen Grad von Wahrscheinlichkeit geben können.

Wenn ein Hengst z.B. in einem Jahre 200 Nachkommen mit verschieden gefärbten Stuten erzeugt hat, ein Fall, der in der Praxis in Ostfriesland, Oldenburg, Holland und Belgien wohl nicht mehr selten ist, und es sind dann unter diesen Stuten 50 schwarz gewesen, so wird, wenn in der Nachkommenschaft dieser keine Füchse auftreten, doch die Wahrscheinlichkeit sehr gross sein, dass der betreffende Hengst GGHH war. Es ist wohl kaum anzunehmen, dass alle GGHH Stuten waren, die Hälfte wird vielmehr GGHh gewesen sein. War nun der Hengst selbst GGHh, so kann er mit 25 GGHh Tieren gepaart, nicht 25 schwarze Fohlen zeugen, da das Verhältnis schwarz: fuchsfarbig in der Nachkommenschaft dann 3:1 sein müsste, nie jedoch, auch bei Inachtnahme der zulässigen Fehlergrenzen, 25:0, höchstens 21:4. Kommen daher in der Nachkommenschaft eines schwarzen Hengstes mit schwarzen Stuten keine Füchse vor, so kann man mit grosser Wahrscheinlichkeit annehmen, dass der Hengst inbezug auf Haarfarbe die Kombination GGHH in den Gameten trug und nur Gameten mit GH produzierte. Noch sicherer wird es, wenn der Hengst auch mit fuchsfarbigen Stuten keine Füchse geliefert hat, da hier doch, wenn das Tier GGHh war, ein Verhältnis von 1 schwarz: 1 fuchsfarbig hätte auftreten müssen.

Hiermit dürfte wohl zur Genüge gezeigt sein, dass die in einem Stutbuch richtig registrierte Nachkommenschaft eines Vaters sehr viel zur richtigen Kenntnis der erblichen Eigenschaften dieses Vatertieres beitragen kann und die Abstammung daher in dieser Hinsicht gute Dienste beweisen kann.

Weiss man dann weiter, dass dieses Vatertier schon aus einer Familie, also wieder von einem Vater abstammte, der niemals Füchse gezeugt hat, so wird hierdurch die Wahrscheinlichkeit, dass das Tier GGHH ist, wieder grösser, da der Vater, der vielleicht schon GGHH war, verhältnismässig mehr Homozygoten GGHH in seiner Nachkommenschaft zählt als ein Vater GGHh. Bei der Zuchtwahl aus der Nachkommenschaft dieses Vaters wird man also, auch wenn nicht speziell darauf geachtet ist, doch eher ein GGHH Tier gewählt haben als der Fall bei einem Vater GGHh gewesen sein würde und wird hierdurch die Chance, dass das Tier auch GGHH war, wieder erhöht.

Fassen wir unsre bisherigen Ergebnisse und Betrachtungen in Thesen zusammen, so wäre zu behaupten;

1. *Die Zuchtwahl kann bei qualitativen Faktoren mit auftretender Dominanz durch Ausmerzen der Tiere, welche die gewünschten Eigenschaften nicht besitzen, die relative Häufigkeit der Homozygoten von Generation zu Generation vergrössern und auf diese Weise grössere Konstanz in die Vererbung der Eigenschaften bringen.*

2. *Bedingung für diese Vergrösserung ist aber die Paarung mehrerer Vatertiere mit Muttertieren und nicht, was in der Praxis vielfach geschieht, die Paarung einzelner Väter mit einer grossen Anzahl Mütter.*

3. *Wo von wenigen männlichen Zuchttieren Gebrauch gemacht wird, liegt die Gefahr vor nur heterozygotische männliche Tiere zu wählen, die durch eine relativ grosse Anzahl heterozygotischen Nachkommen die Häufigkeit der Homozygoten vermindern und die Konstanz in der Vererbung geringer machen.*

4. *Die Abstammung der Tiere hilft an und für sich sehr wenig um dieser Gefahr vorzubeugen. Nur eine genaue Bekanntschaft mit der Familie väterlicherseits, also der väterlichen Geschwisterpopulation kann hier mit grösserer Wahrscheinlichkeit die Faktoren-Kombination der Tiere feststellen helfen.*

5. *Die Bekanntschaft mit der väterlichen Geschwisterpopulation ist daher für den Züchter von grossem Wert.*

6. *Eine noch grössere Wahrscheinlichkeit in bezug auf die Faktoren-Kombinationen eines Zuchttieres wird erhalten durch eine Prüfung seiner ganzen Nachkommenschaft. Eben diese bestimmt den Zuchtwert eines Individuums.*

7. *Bei den weiblichen Tieren ist die Geschwisterpopulation und auch die Nachkommenschaft meistens zu klein um Schlüsse in bezug auf Faktoren-Kombination zu gestatten.*

8. *Bei dem Auftreten von Zwisschenformen, also da, wo in der Vererbung der Faktoren keine Dominanz auftritt, sind die verschiedenen Faktoren-Kombinationen direkt an ihrem Phaenotypus zu erkennen und hat die Abstammung also keinen Wert.*

9. *Wo uns aber noch sehr wenig über die Vererbung der Eigenschaften und ûber die Faktoren, die sie zusammenstellen, bekannt ist wird die Abstammung nur in einzelnen Fällen ausser Betracht bleiben können.*

10. *Eine mathematische Bearbeitung der Zuchtergebnisse und eine darauf gegründete, mit grosser Sicherheit ausmerzende Zuchtwahl, ist in der praktischen Tierzucht wegen der kleinen Anzahl Individuen jeder Generation und wegen der immer stattfindenden Fremdbefruchtung, fast unmöglich und die Anwendung des Mendelismus auf diese Zucht wird dadurch bedeutend erschwert.*

11. *Es ist daher von nur untergeordneter Bedeutung aus wieviel Faktoren diese oder jene Eigenschaft zusammengesetzt ist, da die Praxis der Züchtung hierdurch sehr wenig geändert werden kann. Nur wo rein rezessive Faktoren die Entwicklung einer Eigenschaft bedingen (wie z.B. bei der Fuchsfarbe) kann diese Kenntnis von Interesse für den Züchter sein. Durch Paarung solcher Individuen mit recessiven Faktoren untereinander kann doch direkt eine in Bezug auf diese Eigenschaft konstante Rasse erzielt werden.*

b. Die Zuchtwahl bei quantitativen Faktoren.

Bevor wir die Zuchtwahl bei dem Auftreten quantitativer Faktoren bei unseren Haustieren einer näheren Betrachtung unterwerfen, müssen hier einige Hypothesen erwähnt werden, deren Voraussetzung Bedingung für die folgende Erklärung ist.

Erstens müssen wir im Anschluss an die Arbeiten von *Castle, East, Emerson, Hayes, Lock, Nillson-Ehle* und *Tammes* sagen, dass viel für die Hypothese spricht, dass es in der Pflanzen- und Tierwelt Faktoren gibt, die quantitative Unterschiede in den Abmessungen irgend eines Organs oder in den Dimensionen irgend einer Leistung hervorrufen.

Wir wissen, dass einzelne Forscher die Resultate der Versuche durch welche East und Nillson zu der Hypothese der quantitativen Faktoren gekommen sind, noch anders deuten wollen und einem Faktor, hinsichtlich des Einflusses, den er auf die Bildung irgend einer Eigenschaft hat, eine Art Variabilität beimessen wollen.

Wenn auch nicht geleugnet werden kann, dassz. B. die Haarfarbe der Pferde sehr verschiedene Nuancen zeigen kann, wie von rot- oder gelbfuchs zu schwarzfuchs und es bisher nicht gelungen ist, mit Sicherheit neben dem Fuchsfaktor einen anderen Factor als Urheber zu finden, — der Faktor für Fuchsfarbe also phaenotypisch verschiedene Abstufungen der Grundfarbe hervorrufen kann, — so muss doch bezweifelt werden, ob diese interne Variabilität der Faktoren in allen Fällen die Ursache der verschiedenen quantitativen Unterschiede bei den meisten Eigenschaften eines Tieres ist.

Wir meinen daher, dass diese Variabilität durchaus sehr klein ist und wenn es bis jetzt noch nicht gelungen ist, die Faktoren zu entdecken, die vielleicht in Kombination mit dem Grundfaktor diese Unterschiede in der Farbe der Blumen, Tiere u s.w. hervorrufen, so sind doch schon in verschiedenen Fällen Verdünningsfaktoren („Dilutionfaktors" der Amerikaner) Hemmungsfaktoren (Grannenlosigkeit einzelner Hafervarietäten) und Faktorenketten bekannt, die uns gelehrt haben, welche verwickelten Verhältnisse bisweilen bei der Vererbung einer Eigenschaft vorliegen. Dies berechtigt wohl zu der Schussfolgerung, dass eine. Erklärung dieser variabelen Phaenotypen nicht in einer dunklen internen Variationskraft der Faktoren selbst gesucht werden darf.

Auch können äussere Umstände dabei eine grosse Rolle gespielt haben.

Zweitens müssen wir die Hypothese aufstellen, dass die verschiedenen Abstufungen irgend einer Eigenschaft sowohl bei unseren Haustieren wie bei unseren Pflanzen durch eine Kombination des Einflusses verschiedener quantitativer Faktoren und äusserlich erworbener Eigenschaften zu Stande gekommen sind.

Teilweise sind diese Abstufungen also erbliche Charaktere und teilweise wird man sie als erworbene Eigenschaften bezeichnen müssen.

Wir müssen freilich zugeben, dass bis jetzt noch keine Beweise für diese Hypothese beizubringen sind.

Auch die biomiale Verteilung, die sonst ein Beweis für die Vererbung mittels quantitativer Faktoren sein könnte ,kommt, wie wir früher schon gezeigt haben, bei verschiedenen Eigenschaften in einer Population vor. Erworbene Eigenschaften, statistisch nach ihren quantitativen Abstufungen geordnet, zeigen ebenfalls eine binomiale Verteilung, was auch zutreffen muss, da diese Verteilung ja gerade ein Ausdruck des Zufalls ist. Diese binomiale Verteilung kann daher durch gleich gerichtete und gleiche quantitative Faktoren oder auch durch Ernährungsmodifikationen entstanden sein. Müsste man jedoch annehmen, dass jede binomiale Verteilung nur durch diese Modifikation entstände, so würden diese quantitativen Unterschiede bei Individuen niemals zu den erblichen Unterschieden gerechnet werden dürfen nach dem im bezug auf Vererbung erworbener Eigenschaften augenblicklich am häufigsten eingenommenen Standpunkt. In der Praxis weiss man aber ganz genau, dass diese Charaktere erblich sind und grosse Unterschiede bei verschiedenen Tierfamilien auftreten, auch wenn die äusseren Umstände dieselben sind. Man wird doch auch niemand glauben machen können, dass z.B. seine Körperlänge oder -breite nur durch eine bessere Ernährung oder dergl. entstanden sei und sich nicht auf seine Nachkommen vererben werde! Ohne diese Erblichkeit der verschiedenen Abstufungen einer Eigenschaft, wäre von einer Verbesserung der Tierzucht zu reden überflüssig.

Wir müssen daher die binomiale Verteilung der Quantitäten einer Eigenschaft als eine Folge des Auftretens quantitativer Faktoren und nicht-erblicher Modifikationen ansehen.

Ferner haben wir bereits erwähnt, dass diese Faktoren gleich gerichtet sein müssen und jeder für sich eine gleiche Quantität der Eigenschaft hervorrufen muss.

Wo die Anwesenheit der quantitativen Faktoren in allen Fällen bei dem Auftreten quantitativ verschiedener Eigenschaften schon hypothetisch ist, ist natürlich die Annahme gleich gerichteter Faktoren ebenfalls Hypothese. Wir wollen keineswegs behaupten, dass es keine andere Art quantitativer Faktoren gibt, meinen aber mit dieser Hypothese die Wirkung der Zuchtwahl begreiflicher zu machen als durch spezielle Erklärungen der Fälle, in denen wir Faktoren annehmen müssen, die auf andere Weise Einfluss ausüben.

Ohne diese Hypothese ist diese Wirkung auch zu erklären; es sind jedoch dazu so verwickelte Schemata und Berechnungen erforderlich, dass sie ein richtiges Begreifen nur erschweren würden, während kein prinzipieller Unterschied zwischen diesen Erklärungen besteht.

Bei der Erklärung des Einflusses der Zuchtwahl und bei allen weiteren Erörterungen haben wir daher an der Hypothese festgehalten, dass verschiedene quantitative Abstufungen einer Eigenschaft bei unseren Haustieren durch quantitative Faktoren hervorgerufen werden und diese Faktoren jeder für sich immer gleich grosse Vermehrung bez. Verminderung der Quantität verursachen. Daneben werden dann Ernährungsmodifikationen sich geltend machen lassen.

Auf S. 30 ist bereits gezeigt wie bei Bastardierung und folgender Selbstbefruchtung in F_2 die binomiale Verteilung bei quantitativen Faktoren auftritt.

Bei Selbstbefruchtung wird ebenso wie bei quantitativen Faktoren die Zahl der Homozygoten in den folgenden Generationen allmählich grösser werden. Selbst ohne Zuchtwahl erreichen wir daher eine Vermehrung der Homozygoten und die Grösse dieser Vermehrung ist abhängig von der Anzahl Faktoren, in denen die ursprünglichen Eltern sich unterscheiden.

Nach einer Anzahl Generationen werden wir daher ein Gemisch reiner Linien bekommen, deren eventuelle Unreinheit mit jeder Generation kleiner wird.

Wo aber Selbstbefruchtung nicht stattfinden kann, wird die relative Häufigkeit der Homozygoten in den folgenden Generationen keine Änderung erfahren und nur die Auswahl der zu paarenden Individuen kann hier eine Änderung zu Gunsten der Homozygoten hervorrufen.

Hinsichtlich der zu erwartenden Nachkommenschaft macht es natürlich sehr viel aus, ob man z.B. alle weiblichen Tiere aus F_2 mit einem männlichen Tier AabbccDd oder AABbCCDD zusammen bringt. F_3 wird in beiden Fällen ganz anders aussehen und die relative Häufigkeit der Homozygoten wird sich vielleicht auch schon geändert haben. Betrachten wir nun einmal wie F_3 aussehen wird, wenn wir drei gleiche, gleich gerichtete Faktoren annehmen, die quantitative Unterschiede in der Ausbildung einer Eigenschaft hervorrufen z.B. in der Brusttiefe bei Rindern, und wie sie aussehen wird, wenn wir die Tiere aus F_2, die ein, zwei, drei, bis alle sechs Faktoren besitzen sich paaren lassen mit anderen Tieren, die ebenfalls Aabbcc, AAbcc, AABbcc, AABBcc, AABBCc, und AABBCC sind.

Damit wir nicht mit Massen der Brusttiefe zu arbeiten haben, nennen wir die Grundtiefe bei der also alle drei Faktoren auch nicht einmal vorkommen, also die Tiefe, verursacht durch aabbcc mit 0 und teilen die verschiedenen Brusttiefen in Klassen 1, 2, 3, 4, 5 oder 6, je nachdem ein Faktor, zwei Faktoren, drei Faktoren ein Faktor zweimal, zwei Faktoren zweimal oder drei Faktoren zweimal vorkommen.

Alle Tiere, welche also entweder einmal A oder B oder C haben, gehören zu Klasse 1, alle die AA oder AB oder AC oder BB oder BC oder CC tragen zu Klasse 2 u.s.w.

Wir sehen zunächst von auftretenden Ernährungsmodifikationen ab und werden diese weiter unten mit berücksichtigen.

Hierdurch kann dem Phaenotypus doch ein anderes Aussehen gegeben werden als er genotypisch ist.

Ein Bulle 5, der mit Kühen 0 gepaart wird, wird 50 % Tiere mit 3, und 50 % Tiere mit 2 geben. Wird derselbe Bulle mit Tieren 1 gepaart, so ist das Resultat 25 % Tiere 2, 50 % Tiere 3 und 25 % Tiere 4.

Fassen wir alle möglichen Paarungen mit einen Bullen 5 zusammen, so erhalten wir:

aabbcc × AABBCc = $^1/_2$ AaBbCc + $^1/_2$ AaBbcc

Aabbcc × AABBCc = $^1/_4$ AABbCc + $^1/_2$ AaBbCc + $^1/_4$ AaBbcc.

AAbbcc × AABBCc = $^1/_2$ AABbCc + $^1/_2$ AaBbcc.

AaBbcc × AABBCc = $^1/_8$ AABBCc + $^1/_8$ AABBcc + $^1/_8$ AaBBCc + $^1/_8$AABbCc + $^1/_8$ AaBBcc + $^1/_8$ AABbcc + $^1/_8$ AaBbCc + $^1/_8$ AaBbCc.

Für AabbCc oder aaBbCc sind die Schemata ebenso, nur kommt dann ein andrer Buchstabe an die Stelle von B oder A.

Auch für aaBBcc oder aabbCC ist das Resultat, nur mit anderen Buchstaben, dasselbe wie bei AAbbcc.

Wir haben hier deshalb nur die Möglichkeiten mit A und AA berücksichtigt, da sie für B und C ja ebenso sind.

Auf das Resultat hat das Vorkommen von A oder B oder C natürlich keinen Einfluss.

Wir haben dann weiter:

AABbcc × AABBCc = $^1/_4$ AABBCc + $^1/_4$ AABBcc + $^1/_4$ AaBbCc + $^1/_4$ AABbcc.

AaBbCc × AABBCc = $^1/_{16}$ AABBCC + $^1/_{16}$ AABbCC + $^1/_8$ AABBCc + $^1/_{16}$ AaBBCC + $^1/_8$ AaBBCc + $^1/_{16}$ AaBbCC + $^1/_8$ AABbCc + $^1/_8$ AaBbCc + $^1/_{16}$ AABBcc + $^1/_{16}$ AaBBcc + $^1/_{16}$ AABbcc + $^1/_{16}$ AaBbcc.

AABBcc × AABBCc = $^1/_2$ AABBcc + $^1/_2$ AABBCc

AABbCc × AABBCc = $^1/_8$ AABBCC + $^1/_8$ AABBCc + $^1/_8$ AABbCC + $^1/_8$ AABbCc + $^1/_8$ AABBCc + $^1/_8$ AABBcc + $^1/_8$ AABbCc + $^1/_8$ AABbcc.

AABBCc × AABBCc = $^1/_4$ AABBcC + $^1/_2$ AABBCc + $^1/_4$ AABBcc.

AABBCC × AABBCc = $^1/_2$ AABBCC + $^1/_2$ AABBCc Fassen wir obige Resultate kurz in Ziffern zusammen, so erhalten wir:

Paarung	Nachkommenschaft
0 × 5 =	$^1/_2$ 3 + $^1/_2$ 2
1 × 5 =	$^1/_4$ 4 + $^1/_2$ 3 + $^1/_4$ 2
2 × 5 = (2 homozyg. also AA, BB oder CC)	$^1/_2$ 4 + $^1/_2$ 3
2 × 5 = 2 heterozyg. also AB, AC, BC).	$^1/_8$ 5 + $^1/_8$ 4 + $^1/_8$ 3 + $^1/_8$ 2
3 × 5 = (3 als AAB, AAC, oder ABB, ACC, BBC, oder BCC)	$^1/_4$ 5 + $^1/_2$ 4 + $^1/_4$ 3
3 × 5 = (3 als AaBbCc)	$^1/_{16}$ 6 + $^1/_4$ 5 + $^1/_8$ 4 + $^1/_4$ 3 + $^1/_{16}$ 2
4 × 5 = (4 als AABB, AACC, oder BBCC).	$^1/_2$ 5 + $^1/_2$ 4
4 × 5 = (4 als AABC, ABBC, ABCC)	$^1/_8$ 6 + $^3/_8$ 5 + $^3/_8$ 4 + $^1/_8$ 3
5 × 5 =	$^1/_4$ 6 + $^1/_2$ 5 + $^1/_4$ 4
6 × 5 =	$^1/_2$ 6 + $^1/_2$ 5
Total	$^{15}/_{16}$ 6 $^{40}/_{16}$ 5 $^{49}/_{16}$ 4 $^{40}/_{16}$ 3 $^{15}/_{16}$ 2

Es sind aber auch Paarungen mit Bullen 3 möglich; da hängt dann das Aussehen der Nachkommenschaft von der Kombination der verschiedenen Faktoren ab. Auch kann es einen Unterschied ausmachen, ob der Bulle AABbcc oder AaBbCc oder auch AabbCC ist, je nachdem er sich mit weiblichen Tieren paart, die in der Mehrzahl auch AABbcc oder AabbCC sind.

Ein kleines Beispiel wird dies sogleich deutlich machen:

Sind die Kühe alle AaBbCc und der Bulle auch, so resultiert eine Nachkommenschaft F_3, die pro 64 Individuen aus 1 Tier 6, 6 Tiere 5, 15 Tiere 4, 20 Tiere 3, 15 Tiere 2, 6 Tiere 1 und 1 Tier 0 besteht.

Sind aber die Kühe alle AABbcc und ist der Bulle auch AABb cc, so haben wir eine Nachkommenschaft zu erwarten, die pro 64 Individuen aus 16 Tieren 4, 32 Tieren 3 und 16 Tieren 2 besteht. Der Mittelwert aller Nachkommen ist daher derselbe, wie im vorigen Fall, die Standard-Abweichung wird aber bedeutend kleiner sein.

Sind die Kühe aber AABbcc und ist der Bulle AabbCC, so wird die Nachkommenschaft pro 64 Individuen auch 16 Tiere 4, 32 Tiere 3 und 16 Tiere 2 enthalten, doch die Tiere 3 werden nicht wie im vorigen Fall alle die Kombination AABbcc tragen, sondern die eine Hälfte wird AAbbCc (also C statt B) und die andere AaBbCc sein, also aus Tieren bestehen, die dreifach heterozygotisch sind.

Wenn jetzt wieder beiden Kühen der Klasse 3 dieser F_3 ein Bulle gebraucht wird, der ebenfalls die Brusttiefe 3 besitzt, so ist begreiflich, dass das Resultat sehr verschieden sein wird, je nachdem er sich mit den Individuen 3 der Nachkommenschaft aus dem ersten Beispiel oder mit denen der Nachkommenschaft aus dem zweiten Beispiel paart. Im ersten Fall bekommen wir AABbcc × AABbcc = $^1/_4$ AABBcc, $^1/_2$ AABbcc, $^1/_4$ AAbbcc, während wir im zweiten Fall AABbcc × AAbbCc aber auch AABbcc × AaBbCc erhalten.

Das gibt aber $^1/_4$ AABbCc, $^1/_4$ AABbcc, $^1/_4$ AABBCc, $^1/_4$ AAbbcc für die erste Paarung; für die zweite wird es:

$^1/_{16}$ AABBCc, $^1/_{16}$ AABbCc, $^1/_{16}$ AaBBCc, $^1/_{16}$ AaBBcc $^1/_{16}$ AaBC, $^1/_{16}$ AABbcc. $^1/_{16}$ AaBbcc, $^1/_{16}$, AABBcc, $^1/_{16}$ AaBbCc, $^1/_{16}$ AaBbcc $^1/_{16}$ AABbCc, $^1/_{16}$ AABbcc, $^1/_{16}$ AAbbCc, $^1/_{16}$ AabbCc, $^1/_{16}$ AabbCc, $^1/_{16}$ Aabbcc oder $^1/_{16}$ 5 + $^4/_{16}$ 4 + $^6/_{16}$ 3 + $^4/_{16}$ 2 + $^1/_{16}$ 1.

Wir würden also aus der ersten Gruppe pro 32 Individuen ein Viertel oder acht Individuen 4, zwei Viertel oder 16 Individuen 3 und acht Individuen 2 bekommen.

Bei der zweiten Gruppe würde, vorausgesetzt dass die resp. weiblichen Tiere AAbbCc und AaBbCc ebenso stark vertreten sind, pro 32 Individuen geboren werden:

Bei den Kühen AAbbCc dieselben Kinder wie oben also pro 16: 4 Kinder 4, 8 Kinder 3 und 4 Kinder 2. Dazu kämen dann von den 16 Kühen AaBbCc noch 1 Kind 5, 4 Kinder 4, 6 Kinder 3, 4 Kinder 2 und 1 Kind 1, also total pro 32:

1 Kind 5, 8 Kinder 4, 14 Kinder 3, 8 Kinder 2 und 1 Kind 1.

Der Mittelwert wäre also wieder derselbe, nur die Abweichungen vom Mittel sind grösser.

Wenn wir aber bei der zweiten Gruppe 3, die also zur Hälfte AaBbCc und zur Hälfte AAbbCc Kühe enthielt, einmal anstatt eines Bullen AABbcc ein Tier AaBbCc gebrauchten, so würden die Abweichungen vom Mittel noch grösser sein.

Hieraus ist eine Regel abzuleiten, die für die landwirtschaftliche Tierzucht von grosser Bedeutung ist, nämlich:

Die Nachkommenschaft von Tieren, die eine Eigenschaft besitzen, welche durch Anwesenheit bestimmter qauntitativer Faktoren in ihrer Entwicklung bedingt wird, ist desto homogener je mehr Faktoren in den Eltern homozygotisch aufgetreten sind.

Dieser Grundsatz ist sehr wichtig, was der umgekehrte Satz beweist:

Je homogener die Nachkommenschaft eines Tieres in bezug auf die quantitative Entwicklung irgend einer Eigenschaft ist, desto wahrscheinlicher ist es, dass es selbst mehrere Faktoren, die diese Eigenschaft beherrschten, homozygotisch besessen hat.

Kehren wir nun zu unserm Beispiel zurück, so ist es nötig zu bemerken, dass wir dabei voraussetzten, dass man an der Quantität einer Eigenschaft genau sehen konnte, wieviel Faktoren bei dem Tier vorkamen, wenn es auch unmöglich war anzugeben welche Faktoren — A, B oder C — und also auch welche Kombination wir vor uns hatten. Wir betonten bereits, dass Fütterung und Pflege Modifikationen auslösen und daher die Eigenschaften in ihrer quantitativen Ausbildung hemmen oder verstärken können.

Aus dem Beispiel geht hervor dass Tiere, welche die betreffende

Eigenschaft in grösserer Ausbildung besitzen, also in unserm Fall eine tiefere Brust haben auch Individuen zeugen, die im Mittel durch eine tiefere Brust ausgezeichnet sind als ihre Kollegen aus Paarungen von Tieren mit geringerer Biusttiefe.

Es ist daher von grosser Bedeutung von den Tieren zu wissen, wie verschiedene Körperteile gebildet waren und es spricht alles dafür eine genaue Beschreibung mittels Punktierscalas und Körpermassen in Heidbüchern aufzuzeichnen. Bestanden keine Ernährungsmodifikationen und war es also möglich durch eine derartige Beschreibung in einem Herdbuch gleich anzugeben wieviele Faktoren die Tiere von dieser oder jener Eigenschaft besassen, dann war unsre Bekanntschaft mit der Abstammung dieser Tiere ziemlich wertlos, da es an der Vererbung der Eigenschaften nichts ändert, ab sie durch eine Paarung 1 × 5 oder 3 × 6 entstanden sind.

Sie sind entweder da oder sie fehlen und wenn sie da sind, werden sie nach den Mendelschen Regeln vererbt werden, wenn sie nicht da sind, können sie auch nicht durch die schönste Abstammung hervorgezaubert werden.

Nur die Wahrscheinlichkeit, dass bei einer guten Abstammung einzelne Faktoren homozygotisch also doppelt vorkommen, ist etwas grösser.

Wenn man aber weiss, dass der Grad der Ausbildung der Eigenschaften auch durch nicht erbliche Einflüsse beherrscht wird und es also unmöglich ist nach der Quantität einer Eigenschaft genau zu bestimmen, wieviel Faktoren vorkommen müssen, gewinnt die Abstammung ebenso wie in Fällen von Dominanz bei qualitativen Faktoren an Bedeutung für die Beurteilung der Zuchttiere.

Aber auch nur in diesem Fall hat die Bekanntschaft mit der Abstammung Wert, denn auch in Fällen ,in denen man nicht einmal weiss wieviel Faktoren eine Eigenschaft verursachen, ist die Abstammung wertlos, wenn man sicher davon sein kann, dass alles was phaenotypisch gezeigt wird, auch in erblichen also genotypischen Veränderungen seinen Grund hat. Das ist aber leider nicht so und teilweise ist auch hieraus die schwere Aufgabe der Tierzüchter zu erklären, die aus wenigen Tieren, aus einer kleinen Nachkommenschaft, deren Phaenotypus noch vom Genotypus abweicht, manchmal eine Zucht bilden und Tiere auswählen müssen, die durch eine starke Homozygotie und durch sehr geringe Heterozygotie eine konstante Nachkommenschaft liefern müssen.

Dass in diesen Fällen eine streng durchgeführte mathematische Berechnung auf den schönen Entdeckungen Mendels und seiner Nachfolger fussend, fast zu den Unmöglichkeiten gehört, wird wohl keines weiteren Beweises bedürfen.

Die Abstammung hat für uns Wert weil wir nicht wissen, was ererbt und was erworben ist.

Dieser Wert kann durch die folgenden Betrachtungen näher erklärt werden: Hat man z.B. Tiere mit der Eigenschaft 4 und sind dieselben teilweise wirklich Tiere, die genotypisch auch die Eigenschaft 4 tragen, während andere, die äusserlich zu derselben Gruppe gehören, teilweise genotypisch nur die Eigenschaft in der Quantität 3 besitzen und wieder andere in der Quantität 5, so besteht die Gruppe von 4 Tieren also aus einer Anzahl, die durch Fütterung und Pflege gerade so ausgewachsen sind, dass sie das, was sie zeigen auch vererben können, ferner aus Individuen, die durch gute Fütterung und Pflege im Besitz einer erblichen Brusttiefe 3 so ausgewachsen sind, dass es scheint als ob diese Eigenschaft über seine erbliche Grösse noch entwickelt ist und äusserlich 4 geworden ist und aus Tieren, die durch weniger gute Pflege und Fütterung eine Brusttiefe 4 zeigen, die aber erblich 5 ist.

Sind diese Tiere 4 nun entstanden aus Paarungen von Tieren 1 × 5, 2 × 5, 1 × 4, 2 × 4, 3 × 4, 1 × 6, 2 × 6, so werden hier mehr Tiere 3 gleichzeitig enstanden sein als wenn die Tiere auf eine Abstammung 3 × 5, 4 × 4, 3 × 6, 4 × 6, 5 × 6, oder 4 × 5 hinweisen konnten.

Aus obigem Schema geht dies bereits hervor, ferner ist hieraus zu sehen, dass aus den ersten Paarungen umgekehrt weniger Tiere 5 hervorgehen als aus den zweiten.

Wenn nun in einer bestimmten Gegend bei guter Pflege und Fütterung im Mittel ein gewisser Prozentsatz Tiere 3 in Tiere 4 modifiziert wird und ebenfalls in dieser Gegend durch Krankheiten, u.s.w. ein Teil der Tiere 5 in der Entwicklung zurückbleibt und auch nur die Quantität 4 irgend eine Eigenschaft zur Schau trägt, so wird die Umwandlung der Tiere 3 in Tiere 4 bei den Paarungen aus der ersten Gruppe, die wir oben angaben, häufiger sein, da hier verhältnismässig mehr Tiere 3 geboren werden.

Unter den Tieren 5, die in 4 umgewandelt sind, werden die meisten eine Abstammung aus der zweiten Gruppe van Paarungen haben, da hier prozentisch mehr vorkommen als bei Paarungen in der ersten Gruppe.

Wenn nun die Tiere der Gruppe 4 alle unter einander gepaart werden und es kommen in dieser Gruppe Tiere vor, die genotypisch 3 sind, so werden auch in der Nachkommenschaft wieder mehr Tiere 3 entstehen als wenn beinahe alle Tiere, die phaenotypisch 4 sind, die Eigenschaft auch in der erblichen Quantität 4 besitzen. Die Nachkommenschaft wird daher im ersten Fall schlechter ausfallen, vorausgesetzt dass man in den Kreisen der Züchter bemüht ist diese Eigenschaft in grosser Quantität zu züchten.

Wenn wir aber aus unserer Gruppe mit Tieren 4 erst diejenigen mit der Abstammung, die in der oben erwähnten ersten Gruppe von Paarungen verzeichnet ist, ausgemerzt hätten, so hätten wir damit schon den grössten Teil der Tiere 3, die die Eigenschaft 4 erworben haben, ausgemerzt. Wenn doch Tiere 4 sich unter einander paaren, die nur aus Eltern 3 × 5, 4 × 4, 4 × 6 u.s.w. hervorgegangen sind, wird die Anzahl Tiere 3 die scheinbar 4 vererben können, relativ klein sein, da die ganze Anzahl Tiere 3, die aus diesen Paarungen entstand, bereits gering ist und hiervon nur wieder ein kleiner Teil die Quantität 4 erworben hat.

Hier gibt also die Abstammung wieder einige Wahrscheinlichkeit für einen besseren Zuchtwert der Individuen. Auch würden in dieser Gruppe verhältnismässig noch mehr Tiere 5 gewesen sein als bei einer schlechteren Abstammung.

Die Anwesenheit solcher Tiere ist erwünscht, da sie bei Paarung mit Tieren 4 wieder eine Nachkommenschaft liefern, die noch mehr Tiere enthält, die die gewünschte Eigenschaft in grosser Quantität besitzen.

Bei guter Abstammung wird also die Wahrscheinlichkeit vergrössert Individuen zu erzielen, die genotypisch wenigstens die erblichen Faktoren tragen, die man auf Grund ihres Phaenotypus voraussetzen darf. Ist die Abstammung noch weiter bekannt, so wird diese Wahrscheinlichkeit natürlich wieder grösser, da es wohl vorkommen kann, dass aus einer Paarung 4 × 5 ein

Tier entsteht, das genotypisch 3 und phaenotypisch 4 ist; ein grösserer Zufall muss es aber sein, wenn diese Eltern oder einer der beiden bei einer Abstammung 4 × 5 auch wieder zu den Tieren gezählt werden müssen die gerade zu der kleinen Anzahl Tiere 3, die entstanden sind, gehörten und auch wieder phaenotypisch Brusttiefe 4 und 5 zeigten. Wäre dies dann noch einmal der Fall gewesen, so würde es doch sehr merkwürdig sein, wenn einer dieser Groszeltern, hervorgegangen aus einer Paarung 4 × 5 auch wieder 3 gewesen wäre und phäenotypisch 4 gezeigt hätte.

So vergrössert sich also mit jedem guten Vorgeschlecht die Wahrscheinlichkeit für das Auftreten einer guten Nachkommenschaft, umgekehrt aber wird diese Wahrscheinlichkeit durch jede schlechte Vorelterngeneration geringer und die Wahrscheinlichkeit grösser durch Fütterung und Pflege „gut gemachte" Tiere zu züchten, die aber in der Zucht, wo es auf die Erblichkeit dieser scheinbar guten Eigenschaften ankommt, manche Enttäuschung bereiten werden. Aber nicht die Abstammung allein erhöht die Wahrscheinlichkeit ein gutes Zuchttier zu besitzen, sondern auch die Beschaffenheit der Geschwisterpopulation ist hier gerade wie bei dem Auftreten von dominierenden qualitativen Faktoren von grossem Interesse.

Sind doch die Halbbrüder und Halbschwestern (Kinder desselben Vaters) eines Tieres 4 auch wieder meistens 4, 5 oder 6 und kommen sehr wenige Tiere 3, 2 und 1 vor, so kann man hieraus schliessen:

1. Der Vater und auch die respektiven Mütter sind Tiere gewesen, welche die gewünschte Eigenschaft erblich in einer Quantität besassen, die sie äuserlich zeigten, oder vielleicht in noch grösserer Quantität vererben konnten, als man auf Grund ihres Phaenotypus erwarten durfte.

2. Das betreffende Tier selbst ist wahrscheinlich auch mindestens 4, denn wäre es 3 und zeigte phaenotypisch 4, so würden auch wohl unter seinen Halbbrüdern und -Schwestern mehr Tiere 3 vorkommen als es jetzt der Fall ist. Jedenfalls ist das Auftreten von Tieren, die äusserlich mehr sind als sie vererben können, bei einer guten Geschwisterpopulation seltener als wenn diese Population mehrere schlechtere Tiere enthält.

Diese Tatsache bedarf wohl keines weiteren Beweises als die folgenden Ausführungen, auf welchen sie beruht, ihr geben.

Nimmt man einmal an, dass von allen Tieren, die die Brusttiefe 3 haben, die Hälfte durch sachgemässe Fütterung phänotypisch eine Brustiefe 4 zeigt, so werden aus Paarungen eines Vaters 5 mit Müttern 1, 2, 3, und 4 resp. entstehen (vergleiche S. 69):

$^1/_2$ 3 + $^1/_2$ 3 + $^3/_8$ 3 + $^1/_4$ 3 + $^1/_4$ 3 + $^1/_8$ 3 = 2 Tiere 3 auf 6 Tiere im Ganzen. Es ist natürlich unmöglich ein halbes Tier oder ein Viertel Tier 3 zu züchten, doch sind diese Ziffern nur Verhältniszahlen. So werden auch entstehen $^1/_4$ 4 + $^1/_2$ 4 + $^3/_8$ 4 + $^1/_2$ 4 + $^3/_8$ 4 + $^1/_2$ 4 = 2 $^1/_2$ Tier 4 auf 6 Tiere im Ganzen. Wird jetzt die Hälfte der Tiere 3 phänotypisch 4, so haben wir also in der Klasse Tiere mit einer Brusttiefe 4, pro 7 Individuen von der ganzen Nachkommenschaft dieser Paarungen 1 + 2 $^1/_2$ = 3 $^1/_2$ Tiere 4, wovon 2$^1/_2$ Tiere wirklich erblich die Brusttiefe 4 besitzen.

Bei Paarungen 3 × 5. 4 × 5, 5 × 5, 6 × 5 entstehen:

$^1/_4$ 3 + $^1/_4$ 3 + $^1/_8$ 3 = $^5/_8$ 3 pro 6 Tiere (es gibt 6 Paarungen) während $^1/_2$ 4 + $^3/_8$ 4 + $^1/_2$ 4 + $^3/_8$ 4 + $^1/_4$ 4 = 2 Tiere 4 auf 6 Individuen entstehen.

Wird jetzt wieder die Hälfte der Tiere 3 phaenotypisch 4 zeigen, so haben wir also pro 6$^5/_{16}$ Individuen $^5/_{16}$ + 2 = 2$^5/_{16}$ Tiere 4.

Es können also im ersten Fall auf eine Nachkommenschaft von 70 Individuen 25 Individuen 4 vorkommen, wovon aber 10 im Mittel Tiere sind mit einer Brusttiefe 3, die aber durch gute Fütterung u.s.w. eine Brusttiefe 4 bekommen haben.

Wir müssen hierbei natürlich annehmen, dass alle Gruppen von weiblichen Eltern 1,2, heterozygotisch 2,3, heterozygotisch 3,4 und heterozygotisch 4 gleich stark vertreten sind.

Im zweiten Fall können auf eine Nachkommenschaft von 16 × 6$^5/_{16}$ = 101. Tieren 16 + 2$^5/_{16}$ = 37 Tiere 4 vorkommen, wovon aber nur 5 im Mittel die Brusttiefe 4 scheinbar besitzen, in Wirklichkeit aber eine erbliche Brusttiefe 3 haben.

Im ersten Fall macht dies also 10 Tiere auf 35 oder rund 29 % und im zweiten Fall 5 Tiere auf 37 oder rund 14 %. Wir sehen hier bereits den Wert der Abstammung durch Ziffern bewiesen.

Haben wir also ein Tier 4 aus den ersten Paarungen (1 × 5, 2 × 5, 3 × 5), so wird seine Geschwisterpopulation relativ mehr Tiere mit einer Brusttiefe 1,2 und 3 enthalten und werden unter den Tieren 4 mehrere vorkommen, die nur eine Brusttiefe 3 zu vererben haben. Ist die Geschwisterpopulation aber aus

Tieren zusammengestellt die nur wenige Exemplare mit einer Brusttiefe 1,2 und 3 in ihrer Familie haben, so ist es wahrscheinlicher, dass bei der Auswahl eines Tieres mit einer Brusttiefe 4 ein Tier gewählt wird, das wirklich dieses Brustmass erblich besitzt, da sehr viel weniger Tiere in der Gruppe 4 vorkommen, die im Besitz einer erblichen Brusttiefe 3 durch Modifikation eine Brusttiefe 4 „erworben" haben.

Je besser also die Geschwisterpopulation, je grösser ist die Wahrscheinlichkeit des erblichen Besitzes der guten Eigenschaften.

Auch wenn in der Praxis wohl nie eine gleiche Anzahl Tiere aus den verschiedenen Klassen für Brusttiefe mit einem Bullen sich paaren wird und also unsre theoretische Beweisführung da weniger schematisch aufgefasst werden muss, so ist doch die Tatsache hiermit bewiesen, da in allen Fällen dieselben Konsequenzen zu Grunde gelegt werden müssen.

Aber nicht allein auf den Besitz einer Anzahl quantitativer Faktoren, sondern auch auf die Verteilung dieser Faktoren kommt es an. Ein Tier AABBcc wird eine andere Nachkommenschaft erzeugen, wenn es mit denselben Tieren gepaart wird als ein Tier AABbCc.

Die Nachkommenschaft des letzteren Tieres wird im Mittel vielleicht dieselbe sein, seine Variationen in bezug auf die durch die Faktoren bedingten Eigenschaften, werden aber grösser sein, was aus unserm Schema auf S. 69 hervorgeht und was jeder weiss, der einmal einen bestimmten Fall mendelistisch schematisch bearbeitet hat.

Daher ist es geboten bei der Beurteilung des Zuchtwertes eines Tieres sämtliche Nachkommen zu berücksichtigen da hieraus nicht allein abzuleiten ist, wie wahrscheinlich die Erblichkeit einer bestimmten Eigenschaft sein wird, sondern weil auch aus der grösseren oder geringeren Konstanz der Quantität dieser Eigenschaft Schlüsse in bezug auf mehrfache oder einfache Homozygotie gemacht werden können.

Da wir gerade in der praktischen Tierzucht danach streben müssen immer mehr Tiere zu züchten, die eine konstante Nachkommenschaft liefern, ist das homozygotische Auftreten bestimmter Faktoren für uns von grossem Wert.

Dass Abstammung und Kenntnis der Geschwisterpopulation brauchbare und sehr geschätzte Hilfsmittel bei der Beurteilung eines Zuchttieres sind, wird jeder gerne zugeben und wir haben es auch zu beweisen versucht. Am besten wird aber die Vererbung durch Experimente festgestellt und der Nachweis einer ausgezeichneten Nachkommenschaft ist immer die schönste Anerkennung eines Zuchttieres.

Wo aber solche Experimente kostspielig sind und zu grossen Enttäuschungen führen können, auch bei jungen Tieren noch keine Resultate gesammelt werden können, ist in der Tierzucht, die sich darin prinzipiell von der Pflanzenzucht unterscheidet, eine vorläufige Bestimmung der Wahrscheinlichkeit, mit der gewisse Eigenschaften vererbt werden, dringend geboten.

Wenn wir jetzt im Anschluss an diese hypothetischen Betrachtungen der praktischen Zuchtwahl näher treten und zeigen wollen auf welche Weise die Kenntnis des Mendelismus dem praktischen Tierzüchter helfen kann seine Zuchtwahl rationeller auszuführen und seine Registrierung der Zuchttiere zu verbessern, fangen wir am besten gleich mit dieser Registrierung an, da ohne sie keine rationelle Zucht denkbar ist.

IV.

DIE HERDBUCHFÜHRUNG, DAS STUDIUM DER BLUTLINIEN, INZUCHT UND ZUCHTWAHL.

Ob man mit qualitativen oder quantitativen Faktoren bei der Vererbung der Eigenschaften zu tun hat, stets kann die Zuchtwahl nur dann einigermassen rationell ausgeübt werden, wenn die Abstammung der Zuchttiere bekannt ist. Nur da, wo in dem Exterieur eines Tieres direkt die Faktoren-Kombination zu erkennen ist, wie es wohl bei den Haarfarben verschiedener Tiere vorkommen kann, ist die Abstammung ohne Wert.

Da aber ein Tier niemals äusserlich die Faktoren-Kombination, wodurch seine Eigenschaften verursacht sind, genau angeben wird, ist eine Beurteilung von Zuchttieren lediglich auf Grund ihrer äusseren Erscheinung in fast allen Fällen unmöglich; eine solche Beurteilung kann zu grossen Irrtümern führen.

Jeder Züchter weiss aber auch, dass ein Zuchttier niemals äusserlich zeigt was und wie es vererben wird und doch sind noch verschiedene Landwirte und sogar sehr gebildete Mitglieder von Körungskommissionen hiervon so wenig überzeugt, dass sich unter ihnen leider noch viele Verteidiger finden für die Massregeln der Regierung oder anderer Korporationen, die sich auf Körung der Tiere nach ihrem Äusseren gründen ohne auf Abstammung oder Blutlinien, ja bisweilen ohne auf Leistungen Rücksicht zu nehmen.

Wo eine Unterstützung seitens der Regierung oder der Provinz lediglich auf einer Körung des Exterieurs beruht, werden prinzipielle Fehler begangen und kann man die Zucht nur in so weit heben als durch diese Körungen eine allmähliche Auswahl der guten und ein Ausmerzen der schlechten Tiere stattfindet.

Da nun diese schlechten Tiere auch meistens zu den schlechten Familien gehören, merzt man ohne es zu wollen oder vielleicht zu wissen, diese Familien auch teilweise aus und befördert so eine Zucht mit Tieren aus guten Familien.

Dass aber ein gut gebautes männliches Zuchttier von schlechter Abstammung auch die schlechten Eigenschaften seiner Voreltern (die ihm äusserlich nicht anzusehen sind) vererbt und dadurch die Zucht wieder verschlechtern kann, bedarf wohl keines weiteren Beweises.

Daher kommt man auch nur langsam weiter und vernichtet vielleicht morgen was man heute aufbaute; es wird ohne Konstanz gearbeitet und die finanziellen Opfer hätten vermieden werden können. Zuletzt tritt ein Stadium ein, in dem nur sehr wenig, vielleicht nichts mehr erreicht wird.

Eine landwirtschaftliche Tierzucht, die sich auf diese Weise emporarbeiten will, ist von vorneherein dazu verurteilt es nie zur Hochzucht zu bringen und verdient keineswegs die ihm leider noch zu häufig zuteilwerdende kräftige Unterstützung.

Nur da, wo die Züchter sich schon vertraut mit dem Gedanken gemacht haben,dass ein Zuchttier ausser einem guten Äusseren auch eine gute Abstammung oder noch besser gesagt gute Geschwister haben muss, wodurch die Wahrscheinlichkeit einer guten Vererbung eine grosse ist, kann angefangen werden die Grundlagen zur Bildung einer Hochzucht zu legen.

Unter einer guten Abstammung versteht man aber nicht immer eine Abstammung von Tieren, die auf Ausstellungen, Körungen u.s.w. mehrere Male bekrönt worden sind, sondern eine Abstammung von Tieren, die schon durch mehrere Nachkommen gezeigt haben wirklich gute Kinder und Enkel zu besitzen.

Diese Tatsache wird eben in der landwirtschaftlichen Tierzucht nur zu oft vergessen und Tiere, deren Voreltern auf Körungen, bei denen nur der Körperbau für die Prämierung massgebend war, Preise gewonnen haben, gelten manchmal für sehr gute Zuchttiere.

Die Abstammung allein aber hat auch wenig Wert, wenn daraus nicht abgeleitet werden kann, wie die Eigenschaften der Voreltern waren, um hierdurch erfahren zu können ob das betreffende Tier auch in *denselben Eigenschaften* Gutes aufzuweisen hat.

Hat das Tier nämlich schlechte Eigenschaften, die aber bei seinen Voreltern musterhaft waren und dadurch ihren grossen Zuchtwert mitbestimmten oder hat es umgekehrt gute Eigenschaften, die seinen Voreltern fehlten, so ist selbst mit der Kenntnis der Abstammung in bezug auf Vererbung noch nicht viel gewonnen. Es kann sein, dass die schlechten Eigenschaften des Tieres ihre Entstehung einer zufälligen selten auftretenden Faktoren-Kombination verdanken und die Faktoren-Kombinationen, die seine Voreltern besassen, sehr viel häufiger auftreten. In diesem Fall ist die Wahrscheinlichkeit gross, dass diese Kombination bei der Nachkommenschaft selten wahrgenommen wird und dieselbe in bezug auf diese Eigenschaften mehr auf die Voreltern "zurückschlägt".

Bei derartigen Erscheinungen spricht der praktische Züchter meistens von „Atavismus" oder „Rückschlag".

Diese Vererbung wird manchmal für sehr charakteristisch gehalten.

Wir wissen jetzt, dass dieser Rückschlag lediglich auf Faktoren-Kombinationen beruht, die bei den Voreltern auch angetroffen wurden und die in allen Generationen dann und wann vorkommen werden. Atavismen kommen sehr selten vor; ihr Auftreten ist durch eine selten auftretende Faktoren-Kombination zu erklären, die durch die geringe Anzahl Nachkommen bei den Haustieren Generationen hindurch verborgen bleiben kann.

Die Erblichkeit der guten Eigenschaften des betreffenden Tieres wird aber auch weniger wahrscheinlich sein, wenn diese Eigenschaften in den Voreltern nicht zu finden waren und die gute Ausbildung desselben daher vielleicht durch eine sehr selten auftretende Kombination verursacht worden ist, die in den anderen Nachkommen derselben Tiere nicht nachgewiesen werden kann. Wenn aber diese Kombination so selten auftritt, dass sein Vorkommen bei dem betreffenden Tiere nur als ein glücklicher Zufall aufgefasst werden muss, ist der Zuchtwert des Tieres, der sich auf derartige Eigenschaften gründet, doch mindestens sehr fragwürdig.

Ein solches Tier kann also trotz eines guten Exterieurs ein sehr grosser „Blender" in der Zucht sein, auch wenn seine Abstammung seit Generationen bekannt ist. Die grössere Wahrscheinlichkeit der Vererbung bestimmter Eigenschaften liegt ja in dem Grad der Konstanz, in dem sie schon bei den Voreltern aufgetreten sind. Dies ist hier aber keineswegs der Fall, es sind im Gegenteil bei den Voreltern ganz andere Kombinationen wahrgenommen, wie aus ihrer Beurteilung, die natürlich im Herdbuch nachgeschlagen werden kann, hervorgegangen ist.

Die Beschaffenheit der Geschwisterpopulation kann uns hier in bezug auf die Erblichkeit der äusseren Charaktere manchmal gute Dienste leisten. Trägt diese Population im Durchschnitt die guten Eigenschaften der Voreltern und fehlen ihr die schlechten, die dem ausgewählten Zuchttier eigen waren, so kann mit Wahrscheinlichkeit darauf gerechnet werden, dass diese schlechten Eigenschaften entweder einer zufälligen Kombination zu verdanken oder mütterlicherseits auf das Kind übertragen worden sind. Kommt bei der Geschwisterpopulation der Mutter auch eine solche Kombination nur sehr selten vor, so darf man wohl folgern, dass diese Kombination auch weniger vererbt wird als die guten Kombinationen, die im Durchschnitt bei den Populationen der Mutter des Tieres selbst zu erkennen waren, und also die Nachkommenschaft weniger schlecht ausfallen wird als nach dem Äusseren dieser Eigenschaften zu erwarten war.

Treten in der Geschwisterpopulation des betreffenden Tieres aber diese schlechten Eigenschaften öfters auf, so darf daraus gefolgert werden, dass der gemeinschaftliche Vater trotz eines guten Körperbaues denselben sehr schlecht vererbt hat; ein solches Tier ist meistens nicht im Stande eine Verbesserung der Zucht hervorzurufen.

Die Beurteilung des Zuchtwertes hängt natürlich auch ab von der verschiedenen Bedeutung, die man den verschiedenen Eigenschaften in der Zucht beilegen muss; eine Auswahl derjenigen Tiere jedoch, deren gute Eigenschaften auch schon bei ihren Voreltern bekannt waren, wird stets die Wahrscheinlichkeit, das Richtige getroffen zu haben, bedeutend erhöhen.

Die Aufnahme in einem Stutbuch, wodurch die Abstammung festgelegt wird, genügt also keineswegs zur Bestimmung des Zuchtwertes eines Tieres. Nur die Tatsache, dass die Tiere von Eltern abstammten, die alle dem Körperbau nach den Anforderungen zur Eintragung in das Stutbuch genügten, kann die Wahrscheinlichkeit, dass diese Tiere wieder Nachkommen liefern werden, die für die Aufnahme in das Stutbuch angekört werden, einigermassen erhöhen, sie kann jedoch zu keiner mehr konstanten Vererbung bestimmter Eigenschaften führen.

Es sind nämlich sehr viele Fälle denkbar und tatsächlich auch nachzuweisen, worin ein Tier mit guten Voreltern eine Nachkommenschaft erzeugt hat, die sich durch viel zu grosse Variabilität und durch eine kaum genügende Qualität auszeichnete. Solche Tiere haben aber für die Tierzucht eine sehr untergeordnete Bedeutung und sind in der Hochzucht von gar keinem Wert. Bei jeder Paarung ihrer Nachkommenschaft mit anderen Tieren besteht die Gefahr, dass die Eigenschaften, die so wenig Konstanz in der Vererbung zeigten, wieder geändert und also ebenso gut verschlechtert als verbessert werden können.

Für die Hebung einer Zucht ist daher wohl die erste Forderung eine genaue Herdbuchführung, doch diese Herdbuchführung muss zugleich eine Körung der Tiere vorschreiben, nicht etwa um schlechtere Tiere zurückzuweisen, sondern um von jedem Tier am besten durch eine gute Punktierscala und durch Einschreibung verschiedener Körpermasse (die aber sachgemäss aufgenommen werden müssen!) eine gute Charakteristik geben zu können, mit der die Züchter bei der Auswahl ihrer Zuchttiere rechnen können.

Auf diese Weise ist nach Jahren noch zu bestimmen wie die Voreltern bestimmter Zuchttiere gewesen und welche Eigenschaften bei diesen Voreltern mehrere Male in guter Qualität oder Quantität aufgetreten sind. Eine solche Körung bestimmt jedoch nicht über die Aufnahme oder Abweisung und meiner Meinung nach, wäre es denn auch besser, wenn die Stammbuchvereine ihre Mitglieder dazu verpflichteten die Nachkommen von Stammbuchtieren einschreiben zu lassen. Dadurch würde man über die ganze Nachkommenschaft der männlichen Tiere und über die von guten weiblichen Tieren eine gute Uebersicht erhalten und hinsichtlich der Vererbung von verschiedenen Eigenschaften durch diese Tiere, speziell durch die männlichen, mit mehr Erfolg Schlussfolgerungen machen können. Ihre grosse Anzahl Kinder würde hierfür von Bedeutung sein. Wenn man aber die Aufnahme der schlechten Nachkommen verweigert, erschwert man dadurch den Überblick über die ganze Nachkommenschaft eines Tieres bedeutend und setzt sich der Gefahr aus, in bezug auf Schlussfolgerungen über die Erblichkeit bestimmter Eigenschaften Fehler zu machen, die grossen Schaden verursachen können.

Wenn wir also eine Herdbuchführung mit genauer Angabe der Körpereigenschaften und der Leistungen soweit diese messbar sind, befürworten, so genügt das doch nicht zur Gründung einer

Hochzucht. Diese Forderungen sind nur die Grundlagen jeder rationellen Zucht, auf denen das ganze Gebäude erst noch aufgeführt werden muss.

Hauptsache bleibt immer die Kenntnis der Vererbung der Eigenschaften bei den verschiedenen Voreltern, wodurch man erfahren kann in wie weit die Nachkommenschaft diese Eigenschaften auch wieder mit grösserer Wahrscheinlichkeit vererben wird. Alle Massregeln der Herdbuchvereine, der Regierung oder Provinz, die eine Erleichterung für die genaue Feststellung der Vererbung bezwekken, sind daher für die Zucht einer Rasse von hohem Wert. Dass ausser der Einschreibung in ein Herdbuch auch eine Körung der Nachkommenschaft verschiedener Vatertiere und ein Studium der Blutlinien, verbunden mit einer rationellen Inzucht, von grosser Bedeutung sein können, werden wir noch näher beweisen.

Wenn wir im Anschluss an diese Grundbegriffe betrachten, wie die Zuchtwahl ausgeübt werden muss, so ist von vorneherein ein Unterschied zu machen zwischen der Zuchtwahl bei jungen Tieren, die also noch keine oder höchtens eine sehr kleine Nachkommenschaft erzeugt haben und älteren Tieren, bei denen eine grosse Kinderzahl die Beurteilung der Vererbung ihrer Eigenschaften bedeutend erleichtert.

Diese älteren Tiere sind aber auch jung gewesen und wurden bereits in ihrer Jugend für die Zucht ausgewählt, deshalb ist die Zuchtwahl bei älteren Tieren nur eine Art Korrektion unvermeidlicher Fehler, die bei der Zuchtwahl der jüngeren Tiere gemacht worden sind. Bei weiblichen Tieren, bei denen die Anzahl Nachkommen meistens sehr gering ist und diese Nachkommen ausserdem noch manchmal einen verschiedenen Vater haben, ist diese Korrektion schwieriger, da die geringe Anzahl Nachkommen keine sicheren Schlüsse auf die Vererbung der meisten Eigenschaften gestattet.

Die zweite Auslese, wie wir diese Zuchtwahl bei älteren Tieren nennen möchten, hat also hier eine untergeordnete Bedeutung. Bei männlichen Tieren aber messen wir ihr einen grossen Wert bei und möchten zu einer viel strengeren Anwendung, als der bisher üblichen, anregen.

Wir sehen bei den Betrachtungen über die erste und zweite Auslese zunächst noch von den Blutlinien ab und werden später näher darauf eingehen.

Die erste Auslese.

Hierbei ist erstens zu prüfen ob das Tier so gebaut ist, dass es die mittlere Körperbildung der Tiere seiner Rasse in guten Eigenschaften übertrifft und die schlechten in geringerem Masse besitzt. Solche Tiere sind für die Zucht brauchbar. Von den Ausnahmen in denen ein Tier, das schlechter als die durchschnittlichen Tiere der Rasse ist, aus andren Gründen doch gewählt wird, sehen wir vorläufig ab.

Auf den Besitz wertvoller Eigenschaften ist natürlich grösserer Wert zu legen als auf Schönheitsfehler oder minderwertige Eigenschaften.

Wenn das Tier also in bezug auf Körperbildung unsern Anforderungen entspricht, ist die Abstammung in Betracht zu ziehen und für jede Eigenschaft ist zu prüfen ob die Voreltern bei dieser Eigenschaft dieselbe oder annähernd gleiche Quantität oder Qualität aufzuweisen hatten. Hier macht sich also direkt der Vorteil einer sachgemässen Beschreibung bei der Herdbuchführung geltend, ohne diese Beschreibungen ist die Abstammung nichts mehr als eine Unterstützung des Gedächtnisses, das aber über die verschiedenen Eigenschaften, die bei den Voreltern auftraten, selbst urteilen muss. Dass man sich auf sein Gedächtnis, wie gut es auch sein möge, schliesslich doch nicht verlassen kann, weiss jeder Züchter wohl aus eigner Erfahrung.

Stimmen nun die Voreltern in manchen Eigenschaften gut mit dem Tiere überein, so ist damit die Wahrscheinlichkeit, ein Tier gewäht zu haben, das seine Eigenschaften auch meistens gut auf seine Nachkommen übertragen wird, ein wenig erhöht. Es ist aber noch durchaus nicht unwahrscheinlich, dass diese Ähnlichkeit mit den. Voreltern bei dem Tiere nur auf einer Kombination beruht, die der Kombination der Eltern zwar annähernd gleich ist, doch durch mehrfache Heterozygotie Ursache sein wird, dass die Nachkommenschaft eine ungewünscht grosse Variabilität zeigt. Ein Beispiel möge dies verdeutlichen. Eine Kuh mit grosser Brusttiefe wird zur Zucht ausgewählt, nachdem sich herausgestellt hat, dass ihre Eltern, Grosseltern u.s.w. auch meistens Brusttiefen gehabt haben, die grösser als die mittlere Brusttiefe der Rasse waren.

Nehmen wir jetzt einmal an, die Brusttiefe sei durch drei quantitative Faktoren bestimmt, so können die Grosseltern des

Tieres z.B. AABBcc, AaBBCc, AABbCc, AaBbCC u.s.w. gewesen sein und aus der Paarung zweier Grosseltern AABbCc, mit AaBBCc kann eine Anzahl Tiere hervorgegangen sein, die zwar in der Mehrzahl eine gute Brusttiefe hatten, diese Brusttiefe aber zweifacher oder einfacher Heterozygotie verdankten, während zweifache Homozygotie als AABBcc oder aaBBCC sehr selten aufgetreten ist.

Je nachdem diese Grosseltern mehr Faktoren heterozygotisch besassen, wird die Variabilität der Population, aus der die Eltern des Tieres hervorgegangen sind, grösser gewesen sein, wie wir oben bereits näher angaben.

Kennzeichnen sich aber alle vier Grosseltern durch den Besitz mehrfacher Heterozygotie, so werden die Eltern, auch wenn sie eine grosse Brusttiefe haben, diese doch meistens nicht dem Besitz einzelner homozygotisch auftretenden Faktoren verdanken, sondern sie werden auch in bezug auf diese quantitativen Faktoren heterozygotisch sein.

Bei Paarung von Tieren, die mehrere Faktoren heterozygotisch tragen, kommen immer mehr Heterozygoten vor als bei Tieren, die homozygotisch in bezug auf dieselben Faktoren sind und bei quantitativen Faktoren kann die Quantität einer Eigenschaft, wie wir oben bereits erörterten, dieselbe sein, während die Kombination der Faktoren jedoch recht verschieden sein kann. Es kann also immer möglich sein, dass ein Tier, trotz der Abstammung von Eltern, die dieselbe Quantität einer Eigenschaft besassen, diese selbe Quantität einer stark heterozygotischen Kombination verdankt, wie oben der Fall sein wird, und es ist dann fraglich ob das Tier bei Paarung mit demselben Bullen als ein anderes äusserlich gleiches Tier nicht eine Nachkommenschaft liefern wird, die zwar im Durchschnitt der zweiten Nachkommenschaft gleich ist, in Variabilität diese aber bedeutend übertrifft, sowohl in gewünschter als ungewünschter Richtung.

Solche Tiere sind zur Zucht weniger geeignet, da es eben in der Hochzucht immer Ziel sein muss die grösst mögliche Konstanz zu erreichen.

Die Abstammung beweist in bezug auf Hetero- oder Homozygotie bei quantitativen Faktoren und bei auftretender Dominanz aber nichts und macht es, wie wir bereits bewiesen, nur unwahrscheinlich, dass Tiere durch Ernährungsmodifikationen allein diese günstige Eigenschaft erworben haben, ohne die Faktoren-Kombination zu bezitzen, die sie äusserlich zu tragen scheinen.

Wird also bei der Auswahl der Tiere neben dem Körperbau nur die Abstammung betrachtet, so kann hierdurch die Zucht wohl verbessert werden, doch ist die Variabilität der Nachkommenschaften der Tiere meistens so gross, dass von einer Bildung einer mehr uniformen Rasse nicht die Rede sein kann, oder wenn es doch der Fall ist, ist für dieselbe so viel Zeit nötig, dass die finanziellen Erfolge viel zu lange auf sich warten lassen.

Will mann aber wissen, ob ein Zuchttier bestimmte Faktoren oder Faktoren-Kombinationen mehrfach homozygotisch besitzt, so kann eine genaue Betrachtung seiner Geschwisterpopulation mit grosser Wahrscheinlichkeit zum Ziele führen.

Schon aus der Betrachtung über das Vorkommen einer Nachkommenschaft mit grösserer oder geringerer Variabilität geht dies hervor.

Wenn die Eltern mehrere Faktoren doppelt besitzen, also in bezug hierauf homozygotisch sind und andere Faktoren gänzlich fehlen, also z.B. die Tiere AABBcc und aaBBCC sind, ist die Nachkommenschaft AaBBCc und hat also keine Variationsbreite, da alle Tiere dieselbe Kombination und die Eigenschaft also in derselben Quantität oder Qualität besitzen.

Sind die Eltern beide AABBcc, so ist dies auch der Fall, die Nachkommen sind dann auch alle AABBcc.

Wenn die Eltern aber AaBBCc und AABbCc sind, ist die Nachkommenschaft 1 AABBCC +1 AABbCC + 1 AABBCc + 1 AABbCc + 1 AABBCc + 1 AABbCc + 1 AABBcc + 1 AABbcc + 1 AaBBCC + 1 AaBbCC + 1 AaBBCc + 1 AaBbCc + 1 AaBBCc + 1AaBbCc + 1 AaBBcc + 1 AaBbcc.

Oder 1 Tier mit sechs Faktoren (die Eigenschaft in der Quantität oder Qualität 6) 4 Tiere 5, 6 Tiere 4, 4 Tiere 3, 1 Tier 2. Die Variationsbreite ist hier also sehr gross doch die mittlere Quantität der Eigenschaft der Nachkommen ist auch hier wieder 4.

Unter diesen Tieren mit der Eigenschaft 4 ist aber $^1/_6$ in bezug auf alle Faktoren homozygotisch, während $^3/_6$ für zwei Faktoren heterozygotisch ist. Wären die Eltern weniger heterozygotisch gewesen, so würde die Nachkommenschaft eine kleinere Variationsbreite gehabt haben, d.h. in dieser Eigenschaft konstanter gewesen sein. Doch ist eine Nachkommenschaft, die eine Eigenschaft in konstanter Quantität oder Qualität besitzt, wie aus obigem Beispiel hervorgeht, nicht immer weniger heterozygotisch. Bei der Paarung von AABBcc und aaBBCC Tieren wird ja eine Nachkommenschaft erzeugt, die immer AaBBCc ist, also eine grosse Konstanz in der Bildung dieser Eigenschaft zeigt, doch sämtliche Nachkommen sind zweifach heterozygot.

Eine konstante Geschwisterpopulation ist daher wohl immer ein Zeichen der Homozygotie der Eltern, die sie erzeugt haben, doch darf nicht auf eine *homozygotische Population selbst* weisen. In den meisten Fällen wird das aber wohl der Fall sein und Beispiele, wie das obige, gehören zu den Seltenheiten.

Wo aber auch die Population, welche Tiere aus dieser ersten Population wieder mit anderen Tiere gebildet haben, bekannt ist, kann mit grosser Wahrscheinlichkeit aus der Konstanz der Eigenschaften in dieser letzten Population auf die Homozygotie der vorigen geschlossen werden, da, wie unser Beispiel zeigt, die Nachkommen AaBBCc keine einheitliche Nachkommenschaft erzeugen werden und die auftretende Variabilität dieser Nachkommenschaft eben ein Zeichen dafür ist, dass die zwar konstante Population aus vielen Heterozygoten bestand.

Eine systematische Untersuchung der Nachkommen verschiedener Vatertiere kann also Generationen hindurch fortgesetzt, für die Zucht Ausgezeichnetes liefern.

Eine Population von Tieren, die Brüder und Schwestern sind, ist aber bei unseren Haustieren zu klein um in Betracht gezogen zu werden und höchstens bei Schweinen, wenn nur wenige Faktoren beim Vater und bei der Mutter verschieden waren, könnten die Nachkommen aus mehreren Paarungen desselben Ebers mit derselben Sau brauchbare Resultate liefern.

Bei unseren grösseren Haustieren handelt es sich aber immer fast ausschlieslich um Nachkommen desselben Vaters mit verschiedenen weiblichen Tieren, doch ist hier auch eo ipso zu erwarten, dass die Nachkommen dieser Mütter mehr variieren, je nachdem der gemeinschaftliche Vater weniger homozygotisch in den bestimmten Eigenschaften ist.

Wenn also ein Tier aus einer Population stammt, die weniger variabel ist, ist die Wahrscheinlichkeit gross, dass sein Vater in mehreren Faktoren homozygotisch war und da nun dieser Vater auch wieder mit anderen Tieren mehr Homozygoten gezeugt hat, ist die Wahrscheinlichkeit, dass das Tier selbst für diese Faktoren mehr homozygotisch war, gleichfalls grösser geworden.

Daher lehrt uns die Abstammung ob das Tier eine zufällige Modifikation infolge günstiger äusserer Umstände ist oder ob es mit grosser Wahrscheinlichkeit dasjenige, was es äusserlich zeigt, also seinen Phänotypus, vererben wird.

Die Geschwisterpopulation kann uns aber mit einiger Wahrscheinlichkeit über mehrfache Homozygotie des Tieres in bezug auf verschiedene Eigenschaften Auskunft geben.

Die erste Auslese kann also desto besser vorgenommen werden, wenn von einem Tier ausser der Abstammung auch mehrere Halbbrüder und Halbschwestern bekannt sind.

Verschiedene Züchter kennen diese Wahrheit bereits lange und haben auch immer damit gerechnet; die Erklärung ist jedoch erst mit Hülfe der Kenntnis der Bastardierung zu geben.

Hörte man doch schon vor der Wiederentdeckung der Mendelschen Untersuchungen von alten Züchtern bei der Beurteilung eines Tieres oft sagen: „Sein Vater hat im Durchschnitt sehr gut vererbt" und war das nicht schon lange in Züchterkreisen eine sehr günstige Beurteilung des Zuchtwertes eines Tieres! Aber tat man hiermit etwas anderes als die Geschwisterpopulation, soweit man sich dieser zu erinnern vermochte, mit in den Kreis der Betrachtungen zu ziehen um dadurch zu zeigen, dass die Kenntnis der Abstammung allein bei der Beurteilung eines Zuchttieres nicht für genügend gehalten wurde?

Die erste Auslese kann also zwei Stufen haben, die eine volkommener als die andere, aber auch unabhängig von einander.

Es ist doch sehr gut möglich, dass von einem Tiere die Geschwisterpopulation nicht oder nur sehr lückenhaft bekannt ist, wie bei jungen Zuchttieren oder bei Tieren, die aus andern Ländern importiert sind. Dann kann nur die Abstammung uns bei der Beurteilung des Tieres helfen und diese Abstammung ist um so wertvoller, je vollständiger sie ist und je genauer durch Beschreibungen, Punktierscala u.s.w. die Eigenschaften festgelegt sind und also beurteilt werden können. Bei importierten Tieren ist es auch immer noch fraglich ob die Geschwisterpopulation, die im Lande der Herkunft mit dortigen Muttertieren gezeugt ist, nicht eine andere sein kann als die Population, die das Tier in seiner neuen Heimat mit andern Muttertieren, die vielleicht weniger gut sind, zeugen wird.

In allen solchen Fällen ist die Abstammung nebst der Beurteilung des Äusseren des Tieres die Hauptsache und man wird der Geschwisterpopulation aus einem fremden Zuchtgebiete, wenn sie überhaupt bekannt ist, stets weniger Bedeutung beilegen als der im eignen Gebiete.

Bei sehr jungen Zuchttieren, kann öfters nur die Abstammung betrachtet werden, weil eine zuverlässige Zahl von Halbbrüdern und -schwestern nicht vorhanden ist.

Es ist aber auch möglich, dass ein Tier mit einer sehr unvollständigen Abstammung beurteilt werden muss und dieses Tier geraden einen Vater hat, der sich in der Gegend einen guten Namen als Zuchttier erworben und eine sehr homogene Nachkommenschaft geliefert hat. In Holland gibt es dafür viele Beispiele; das beste bietet wohl der holländisch-friesische Bulle Albert 1306 H des friesischen Rindvieh Stammbuches.

In der Provinz Friesland wurde vor ungefähr zwölf Jahren ein Bulle geboren, der von unbekannter Abstammung, aber sehr gutem Exterieur, in der friesischen Zucht Ausserordentliches geleistet und eine hervorragende Nachkommenschaft erzeugt hat. Der Beweis für einen jungen Bullen ein Sohn Alberts zu sein, hatte in den Augen der friesischen Züchter grösseren Wert als eine durch sechs Generationen bekannte Abstammung anderer, weniger hervorragender Tiere und unserer Meinung nach hatten die Züchter Recht.

Hieraus geht bereits deutlich hervor, dass eine Abstammung ihren Wert nicht durch die Anzahl Generationen, sondern bisweilen nur durch die des Vaters oder die der Mutter erhält.

Bei den Nachkommen des Bullen Albert gab später die berühmte Geschwisterpopulation bei der Beurteilung seiner Nachkommen den Durchschlag.

Es kann vorkommen, dass den ersten Kindern eines solchen Vaters nicht die Anerkennung zuteil wird, die sie verdienen und daher in der ersten Zeit für die Zucht weniger Nachkommen erhalten bleiben als der Fall gewesen sein würde, hätte das Tier selbst schon auf eine gute Abstammung oder gute Geschwisterpopulation hinweisen können.

Beispiele dieser Art sind auch in der Vollblutzucht nicht selten, wir brauchen nur an den Graditzer Hannibal zu erinnern.

Es ist jedoch nicht leicht zu vermeiden, wohl liegt darin der Beweis für die Richtigkeit der Behauptung, dass man Zuchttiere länger als ein oder zwei Jahre behalten muss, will man die Vererbung ihrer Eigenschaften mit einiger Wahrscheinlichkeit feststellen. Bei der zweiten Auslese tritt diese Tatsache noch deutlicher hervor, doch ist sie hier von mehr untergeordneter Bedeutung, da ein junges. Tier noch keine grosse Nachkommenschaft gebildet haben kann und daher ein Urteil über seine Kinder nur dadurch erhalten werden kann, dass gerade die Abstammung des Vaters mit in Rechnung gezogen wird. Die kleine Anzahl Nachkommen macht es jedoch noch nicht möglich mit einiger Gewissheit zu sagen, wie der Vater die Eigenschaften vererbt hat und deshalb ist die Beurteilung dieser Kinder also noch von untergeordneter Bedeutung.

Diese untergeordnete Bedeutung ist indessen bereits so gross, dass sie den Gebrauch eines Tieres in der Zucht mehrere Jahre hindurch glänzend rechtfertigen kann wenn die ersten Kinder zu guten Erwartungen berechtigen.

Die Bedeutung der Beurteilung der Nachkommenschaft für die zweite Auslese ist viel grösser,

Die zweite Auslese.

Wenn, wie wir oben bereits behandelt haben, es für den Wert eines Zuchttieres von grosser Bedeutung ist mehrere seiner Halbgeschwister zu kennen und wenn aus dem allgemeinen Typus dieser Tiere viel für die Vererbung ihrer Eigenschaften abzuleiten ist, ist es fast selbstverständlich, dass aus den Eigenschaften dieser Halbgeschwister auch sehr viel in bezug auf die Vererbung der Eigenschaften ihres gemeinschaftlichen Vaters zu schliessen sein muss.

Die Gleichförmigkeit dieser Population berechtigt uns das betreffende Tier in bezug auf verschiedene Faktoren — nämlich diejenigen, welche die Eigenschaften, die in grosser Gleichmässigkeit bei allen Individuen der Population auftreten, hervorgerufen haben — für mehr homozygotisch zu halten.

Ist dies der Fall, so muss sie aber mit noch grösserer Wahrscheinlichkeit zeigen, dass der Vater dieser ganzen Population in bezug auf verschiedene Faktoren oder Faktoren-Kombinationen sehr homozygotisch war, da er ja doch der Erzeuger dieser uniformen Nachkommenschaft ist.

Hierauf muss denn auch die zweite Auslese beruhen und mit Hülfe dieses Hauptgrundsatzes der Züchtungskunde müssen die Tiere, die auf Grund einer guten Abstammung und einer guten Geschwisterpopulation in der Jugend ausgewählt worden sind, weiter geprüft werden.

Dieser Grundsatz ist auf folgende Weise zu formulieren:

Ein Zuchttier ist nur dann von grossem Zuchtwert, wenn es eine gute, uniforme Nachkommenschaft liefert.

Das ist aber nur zu beurteilen, wenn das Tier mehrere Jahre alt ist, daher muss *eine erste* Auslese immer der zweiten vorangehen.

Da die erste Auslese aber nur mit Wahrscheinlichkeiten rechnet, braucht sie nicht immer das Richtige getroffen zu haben; es ist jedem Züchter bekannt, dass manchmal Tiere vorkommen können, die mit guter Abstammung und mit guten Halbbrüdern und -schwestern doch in der Zucht nicht geleistet haben, was man sich auf Grund dieser Tatsachen davon versprach.

Solche Zuchttiere sind dann nach der zweiten Auslese so schnell wie möglich von der Zucht auszuschliessen oder wo dies aus praktischen Gründen nicht geschehen kann, doch so wenig zu benützen, dass ihre Nachkommen durch ihre kleine Anzahl nur sehr geringen Einfluss auf die Zuchtherde haben können. Andere Tiere, vielleicht solche mit weniger guter Abstammung und aus einer nur mittelmässigen Population, sind, wenn sie gezeigt haben gute Nachkommen in grosser Anzahl zu erzeugen, direkt dafür auszuwählen um die offenen Stellen zu besetzen.

Dass diese zweite Auslese bei männlichen Zuchttieren, bei denen die grosse Anzahl Kinder Irrtümer beinahe vollständig ausschliesst nur einigermassen rationell durchzuführen ist, bedarf wohl keiner weiteren Ausführung.

Doch auch bei älteren weiblichen Zuchttieren ist auf ihre Nachkommenschaft zu achten; ist diese Auslese hier bei der Beurteilung des Zuchtwertes auch keine sichere Stütze, so kann sie doch die erste Auslese mehr oder weniger berechtigt erscheinen lassen und ist also ein wertvolles Hilfsmittel zur Ergänzung derselben.

Diese zweite Auslese wird jedoch manchmal von den Züchtern vergessen; auch seitens offizieller Korporationen oder bei der staatlichen Unterstützung einer Zucht bei der Körung, die über die Zuerkenning von Premien und Staatspreisen beschliesst, handelt man nach einem System bei dem die alte Regel von Hermann von Nathusius „Schönes ist, was Schönes leistet" manchmal ganz ausser Acht gelassen wird.

Diese Auslese beruht auf der Tatsache, dass man die Vererbung der Eigenschaften eines Tieres am besten durch eine genaue Kontrolle der Eigenschaften seiner ganzen Nachkommenschaft feststellen kann und in der Musterung dieser Nachkommenschaft also die Lösung des Wahrscheinlichkeitsproblems, das bei der ersten Auslese aufgestellt wurde, gefunden werden kann. Ältere Zuchttiere sind daher auf Ausstellungen oder Körungen ausser nach ihrem Exterieur und ihrer Abstammung auch nach ihrer Nachkommenschaft zu beurteilen; diese Auffassung findet glücklicherweise immer mehr Vertreter. Praktisch können einer Beurteilung der Nachkommenschaft allerlei Schwierigkeiten erwachsen, denn ein Teil der Nachkommen kann bereits tot oder nach einem andern Zuchtgebiet verkauft sein; ein anderer Teil kann auf Körungen nicht vorgeführt sein, weil die respektiven Besitzer diese Tiere wegen fehlerhaften Körperbaues u.s.w. nicht einschreiben liessen. Derartige Fälle durch gute Organisation und zweckmässige Vorschriften unmöglich zu machen und die Züchter zu überzeugen, dass ein solches Benehmen für sie und für ihre Kollegen eher Schaden als Vorteil bringen kann, ist eine der Aufgaben, die die neue Tierzucht zu lösen hat, deren Behandlung aber ausserhalb des Rahmens dieses Buches liegt.... Wir wünschen nur, dass durch die Organisationen auf dem Gebiete der Tierzucht in Zukunft alles getan werde um das Urteil, welches die Züchter über ein Zuchttier sich bilden können, so rationell zu machen wie es praktisch nur möglich ist, und unter den Massregeln, die hierzu genommen werden könnten, möchten wir als erstes eine gute Kontrolle über die Nachkommenschaft der verschiedenen Zuchttiere hervorheben.

Es fragt sich nun ob die bisher übliche Registrierungsweise der Zuchttiere in den verschiedenen Herdbüchern wohl die beste Garantie bietet, die Eigenschaften der Eltern und Voreltern so zu beschreiben, dass man sich später über diese Tiere ein der Wirklichkeit einigermassen entsprechendes Bild machen kann.

In einzelnen Herdbüchern, meistens Rinderherdbüchern, werden die Tiere mit Hülfe einer Punktierscala eingeschrieben, verschiedene Körperteile gemessen und die Masse eingetragen. Wenn auch die Körperentwicklung bei der Aufnahme in das Herdbuch, (Kühe werden meistens nach dem ersten Kalben und Bullen im Alter van 1—1½ Jahren aufgenommen) nicht vollständig abgeschlossen ist und deshalb die Möglichkeit besteht, dass verschiedene dieser Eigenschaften sich später noch umgestalten, so ist doch der Körper schon so weit entwickelt, und die guten und schlechten Eigenschaften so ausgeprägt, dass eventuelle Veränderungen in vorgeschrittenem Alter meistens nur untergeordnete Bedeutung haben. Eine Ausnahme von dieser Regel machen aber solche Körperteile, die gerade erst in voller Bildung sind, wie die Hörner bei jungen Bullen. Es kommt daher nicht selten vor, dass ihre Besitzer später eine ganz andere Qualität oder Quantität dieser Eigenschaften aufzuweisen haben als der Beschreibung im Herdbuch entspricht. Kommen doch manchmal einjährige Bullen vor, die nur mässige, etwas zu grosse Hörner besassen, während dieselben Tiere später in dieser Eigenschaft tadellos sind.

In den Herdbüchern für Pferde, Schafe und Schweine lässt die Beschreibung des Typus manchmal noch viel zu wünschen übrig und es wäre hierauf in der Zukunft mehr Gewicht zu legen. Es passt nicht in den Rahmen dieser Abhandlung darauf näher einzugehen, da eine solche Betrachtung mehr den Organisationsspezialisten überlassen werden muss und wir hier nur die allgemeinen Prinzipien der Züchtungskunde im Anschluss an den Mendelismus behandeln wollen. Doch muss ausdrücklich betont werden, dass die Organisation dieser Herbücher den Züchtern bei der Beurteilung der Abstammung nur wenig Anhaltspunkte gibt und solche Bücher meistens mehr Ähnlichkeit mit einem Paarungsregister als mit einem Herdbuch haben.

Solange man neben diesen Herdbüchern im Lauf der Zeit nicht auch die verschiedenen Blutlinien mit den Eigenschaften der Individuen dieser Linien veröffentlicht, erreicht man denn auch nichts weiter als dem Züchter die Kenntnis der Abstammung an und für sich zu erleichtern, während er das, was er über den Körperbau der Ahnen der Tiere wissen will, selbst herausfinden muss, was daher meistens nur sehr lückenhaft sein kann.

Nur die Betrachtung der Geschwisterpopulation kann manchmal die Sache weiter aufklären und bei älteren Zuchttieren muss die bereits gezeigte Vererbung der Eigenschaften weiter das Ihrige tun.

Wird jedoch auf diese prinzipiellen Sachen nicht geachtet, so besteht die Gefahr, dass Fehler gemacht werden, die sich später bitter rächen können. Wir erwähnten die Bedeutung der Blutlinien bereits flüchtig, möchten aber noch Näheres darüber mitteilen. Ehe wir jedoch ihre Bedeutung für die Zucht eingehend behandeln, ist es zur richtigen Einschätzung ihres Wertes nötig einzelne Prinzipien bei der Vererbung von Eigenschaften ausführlicher zu besprechen, als es bereits geschehen ist.

Die Blutlinien.

Oben haben wir bereits bewiesen, wie Tiere mit Eigenschaften, die durch mehr quantitative Faktoren verursacht worden sind, durch ihre Nachkommen den Beweis liefern in mehreren dieser Faktoren homozygotisch zu sein.

Aus den Paarungen dieser Tiere mit anderen Tieren geht dann eine Nachkommenschaft hervor, die eine grosse Ähnlichkeit mit den Eltern hat, während umgekehrt eine sehr variabele Nachkommenschaft beweist, dass die Eltern in mehreren Faktoren homozygotisch waren.

Die Kinder von Eltern, die in verschieden Faktoren homozygotisch sind, werden aber auch in der Mehrzahl dieselben Faktoren, in denen die Eltern homozygot waren, homozygotisch zeigen. Nun werden diese Kinder mit einander oder mit Kindern eines Bruders ihres gemeinschaftlichen Vaters gepaart. Wenn der Vater und also auch sein Halbbruder aus einer Nachkommenschaft stammt, die eine grosse Gleichförmigheit besitzt, ist die Wahrscheinlichkeit gross, dass sein Bruder dieselbe oder beinahe dieselbe Homozygotie besitzt.

Die Nachkommen dieses Tieres werden dann auch in denselben oder ungefähr denselben Faktoren homozygotisch sein ebenso wie die Nachkommen des ersten Vaters.

Beide Halbbrüder haben also wahrscheinlich eine Nachkommenschaft erzeugt, die für mehrere gleiche Faktoren homozygot ist. Eine Nachkommenschaft eines Vaters, die keine Verwantschaft mit der eines anderen Vaters besitzt, wird aber auch wohl für verschiedene Faktoren homozygot sein, doch würde es ein viel zu grosser Zufall sein, wenn dies eben dieselben Faktoren wären. Nun werden die Kinder verwandter Väter wieder gepaart und est ist selbstverständlich, dass unter den Enkeln dieser beiden Halbbrüder sehr viele Individuen vorkommen, die eben für dieselben Faktoren wie die Grossväter Homozygoten sind.

Züchtet man so weiter mit Tieren, welche immer wieder mehrere Male Blut derselben Familie in sich haben, so wird jeder, der sich weiter in diese Erblichkeit der Familieneigenschaften vertieft, einsehen, dass immer wieder dieselben Faktoren in den Nachkommen vorkommen und wahrscheinlich immer mehr Tiere entstehen werden ,die für mehrere dieser Faktoren homozygotisch sind, wodurch die Nachkommenschaft je länger je mehr konstant wird und eine grosse Uniformität bekommt.

Bei blutfremden Paarungen ist die Nachkommenschaft umgekehrt weniger uniform, weil hier zwar verschiedene Faktoren homozygotisch sein können, es aber rein zufällig ist, ob Mutter und Vater gerade für dieselben Faktoren homozygotisch sind.

Dieser Zufall kann wohl einmal vorkommen, besonders wenn die gewünschte Eigenschaft durch die Anwesenheit mehrerer Faktoren bedingt ist und also zwei Tiere sich paaren, die von einer Kombination der Faktoren A,B und C die Quantität 5, durch AABBCc oder AABbCC oder AaBBCC angegeben, besitzen. Dann können aus einer solchen Paarung nur Tiere resultieren, die in zwei Faktoren verschiedene Kombinationen zeigen, doch kann diese Kombination niemals aa oder bb oder cc sein. Nur wo zwei gleiche Kombinationen z.B. AaBBCC mit einander gepaart werden, kann AA,Aa und aa auftreten, doch sind die Tiere alle homozygot BBCC.

Eine folgende Paarung mit einem anderen blutfremden Tiere macht aber den Eintritt anderer Kombinationen möglich und zerstört so öfters die auftretene Gleichförmigkeit.

Hieraus ist auch zu erklären, wie zwei sehr gute Zuchttiere bisweilen nur sehr mittelmässige Kinder erzeugen können. Ein Beispiel erläutert ein solches Verhältnis am besten.

Ein Bulle mit einem breiten Kreuz, das er durch die Kombination AaBbCCDd und einer tiefen Brust, die er durch KKLlRRSs erhielt, wird mit mehreren Kühen aus einer Familie gepaart, welche in diesen Eigenschaften auch gut genannt werden können, diese Güte aber den Kombinationen AAbbCcDd und KkLlRrSS verdanken.

Die Nachkommenschaft wird die Faktoren Aa oder AA, Bb, CC oder Cc und Dd oder dd für Kreuzform haben und es können also Tiere geboren werden, die AabbCcDd u.s.w. haben.

So kann auch die Brusttiefe bei solchen Nachkommen Kkll RrSs sein. Diese Tiere sind aber so heterozygotisch und haben dabei ein so schlechtes (schmales) Kreuz und eine so enge Brust, dass sie, wenn sie zur Zucht benützt werden, eine Nachkommenschaft liefern müssen, die durch eine zu grosse Variabilität auffällt. Gewiss werden in dieser Nachkommenschaft ausserordentlich gute Tiere auftreten (die Kombinationen AABBCCDD und KKLLRRSS) und es ist auch den Züchtern sehr gur bekannt, dass zwei mittelmässige Tiere einmal ein sehr gutes Kind haben können, doch die Mehrzahl wird wieder durch grosse Heterozygotie einen geringen Zuchtwert besitzen.

Waren die Tiere mit einander verwandt, so ist die Wahrscheinlichkeit, dass sie einander in der Faktoren-Kombination mehr ähneln werden und z.B. AaBbCCDd und AABbCCdd sein können, bereits grösser.

Nur eine Kombination AabbCCdd war möglich und wenn auch so konstellierte Kinder nicht besser als die oben entstandenen sind, war ihre Nachkommenschaft doch durch diese Kombination viel homogener durch grössere Homozygotie in den meisten Faktoren.

Die Familienzucht aber kann nur dann vielleicht brauchbare Resultate geben, wenn erst bewiesen worden ist, dass es Blutlinien, also Nachkommenschaft verschiedener Väter giebt, die durch bestimmte Eigenschaften von einander zu unterscheiden sind. Wir glauben aber nicht, dass man hier noch eines solchen Beweises bedarf, da jeder Züchter weiss, dass verschiedene Kinder von verschiedenen Vätern sehr verschiedene Eigenschaften zeigen und vererben können.

Wenn aber Blutlinien bestehen, also bestimmte Väter oder Mütter eine typische Nachkommenschaft liefern können und dies ist wohl zweifellos der Fall, so kann durch eine gute Inzucht diese Familie in bezug auf verschiedene Faktoren mehr homozygotisch gemacht werden, beziehungsweise können in der Familie mehrere Nachkommen auftreten, die bestimmte Faktoren homozygotisch besitzen. Hierdurch wird die Vererbung verscheidener Eigenschaften sicherer und man erreicht eine grössere Konstanz.

Hieraus ist bereits zu schliessen, wie auch durch einzelne Mendelforscher in Amerika mathematisch bewiesen ist, dass:

Inzucht zu grösserer Homozygotie führen muss.

Wenn durch Inzucht die Tiere für verschiedene Faktoren homozygotisch werden, ist hierdurch nicht nur ein grosser Vorteil gewonnen, es können auch Nachteile daraus entstehen.

Die Kehrseite der Inzucht liegt in der Gefahr auch eine Homozygotie für verschiedene schlechte Faktoren heranzuzüchten und daher sind die Ansichten über die Anwendung der Inzucht in der landwirtschaftlichen Tierzucht noch sehr verschieden.

Hat eine Familie eine schlechte Eigenschaft und wird nun in dieser Familie ingezüchtet, so wird auch diese Eigenschaft immer konstanter vererbt, da die Tiere für die Faktoren, welche diese Eigenschaft verursachen, immer mehr homozygotisch werden.

Rechnet man hierzu noch die bis jetzt noch nicht mit Sicherheit nachgewiesene Abnahme der Fruchtbarkeit und andere Fehler, die obschon nicht bewiesen, doch von verschiedenen Forschern jedenfalls als eine Folge der Inzucht angesehen werden, so darf man trotz des vielen Guten nie die Gefahr, die eine zu stark durchgeführte Inzucht in sich schliesst, aus dem Auge verlieren.

Eine strenge Zuchtwahl ist daher auch Bedingung in einer Rasse oder Zucht, in der durch Inzucht eine gewisse Konstanz erreicht werden muss und es ist sehr genau darauf zu achten, dass die verschiedenen Familien, die ingezüchtet werden, sehr wenig Fehler in Körperbau oder physiologischen Eigenschaften besitzen. Offenbart sich einmal bei einer Nachkommenschaft ein sehr oft vorkommender Kardinalfehler, der den Nutzungs- und Zuchtwert der Tiere stark vermindern kann, so ist die Inzucht, wenn nicht überhaupt einzustellen, mit sehr grosser Vorsicht und mit Hülfe einer sehr strengen Zuchtwahl weiter zu treiben und oft ist es besser mit einer anderen hervorragenden Familie zu paaren, also Blutauffrischung zu bewirken. Wenn die schlechten Eigenschaften schon so in der Familie „eingerostet" sind, dass die meisten Individuen homozygotisch für die Faktoren sind, die sie bedingen, so ist Blutauffrischung manchmal der einzige Weg, der Verbesserung bringen kann, da die Individuen aus der Familie mit einander gepaart, immer mehr Homozygoten liefern werden und diese Faktoren also niemals mehr „weggezüchtet" werden können.

Die Familie wird dann mit jeder Generation weniger Tiere besitzen, die heterozygot in bezug auf den Faktoren dieser schlechten Eigenschaften sind, und diese Heterozygoten sind doch gerade das Material, das der Züchter gebrauchen muss um derartige Eigenschaften wieder verschwinden zu lassen.

Da wohl jede Zuchtfamilie auch schlechte Eigenschaften besitzt und strenge Inzucht also stets einerseits zu einer mehr konstanten Vererbung der guten aber andererseits auch zu einem häufigeren Auftreten der schlechten Eigenschaften führen wird, müssen unsrer Meinung nach die vielen schlechten Folgen der Inzucht auf diese Weise erklärt werden und nicht durch Annahme einer mystischen durch Inzucht an und für sich hervorgerufenen Wirkung. Wir geben gerne zu, dass eine anderweitige Erklärung nicht ausgeschlossen ist und die physiologische Chemie uns vielleicht später einmal den Beweis liefern wird, dass die Einwirkung sehr nahe verwandter, nicht allein art-sondern auch familieneigener Eiweisse Nachteile für den Organismus mit sich bringt, einstweilen glauben wir jedoch, dass viele schlechte Folgen der Inzucht irrtümlicherweise auf Rechnung einer mystischen Kraft gesetzt werden, während die Ursache in sehr häufig auftretender Homozygotie unerwünschter Faktoren zu suchen ist.

Es ist also notwendig, dass der Züchter einmal mit einer anderen Familie bastardiert. Sind diese Individuen auch für gute Faktoren heterozygotisch, da wo die erste Familie in diesen Faktoren homozygotisch war und umgekehrt, so muss aus den Paarungen der Mitglieder der beiden Familien eine Nachkommenschaft resultieren, die ein buntes Gemenge von sehr verschiedenen Typen ist. Diese so erreichte grosse Variabilität, muss notwendig eine Verschlechterung der Zucht in bezug auf konstante Vererbung nützlicher Eigenschaften mit sich bringen, kann aber nach der anderen Seite hin durch weniger konstante Vererbung der schlechten Eigenschaften vielleicht sehr viel Gutes haben.

Tritt aber eine zu grosse Verschiedenheit von Typen auf, so

darf man sagen, dass die Familien nicht „gestimmt" haben und die Kombinationen der verschiedenen Faktoren bei beiden Familien zu grosse Differenzen hatten. In der praktischen Tierzucht ist auch schon lange bekannt, dass die Paarung von einzelnen Familiengruppen mit einander eine sehr gute Nachkommenschaft liefern kann (wir erinnern z.B. an die Paarungen der Nachkommen aus dem Martinstamm mit denen aus dem Ruthardstamm in Ostfriesland), während dieselben Familien mit einer anderen Familie sehr schlechte Kinder liefern.

Wenn man sich wieder eine beliebige Kombination von Faktoren wählt, ist diese Erscheinung sehr gut zu begreifen.

Hat eine Familie einmal eine Kombination AABBCcDDee und GgHHkkLl und werden ihre Mitglieder, die diese Kombination besitzen, gepaart mit Kindern aus einer anderen Familie AABbCcDDEe und GgHHKKLl, so können die Kinder aus den Paarungen dieser Tiere nur in B, E und K andere Faktoren-Kombinationen tragen, als der Fall gewesen sein würde wenn die Eltern beide aus einer der beiden Familien stammten. Ist aber eine andere Familie im Durchschnitt mit vielen Nachkommen AaBbCCDdEe und GGHhkkLL ausgestattet, so kann eine Paarung dieser Nachkommen mit den Mitgliedern der ersten Familien in den Faktoren A, B, C, D, und E und in G, H, K und L variieren, also sehr viele Kombinationen geben. Teilweise wird die Nachkommenschaft der letzten Paarung besser sein, da neben schlechten auch eine Anzahl guter Kombinationen möglich sind, im ganzen wird sie mehr variabel sein und die Zuchtwahl wird bei folgenden Generationen, wenn wieder ingezüchtet wird, sehr viele unerwünschte Kombinationen ausmerzen müssen, die bei der anderen Paarung nie entstanden wären.

Werden aber die Tiere wieder einmal durch fremde Tiere belegt, so bleibt die Wahrscheinlichkeit sehr gross, dass auch die hieraus entstandene Nachkommenschaft wieder sehr heteromorph ist und eine Variabilität auftritt, die grosse Opfer fordern wird, da manches Tier ausgemerzt werden muss. Die Zucht ist dann zum Lotteriespiel geworden, was zwar nicht erwünscht aber nicht verwunderlich ist.

So kann eine Blutlinie durch fortgesetzte Zucht mit fremden Tieren ihre typischen Eigenschaften allmählich verlieren, wodurch ihre Bedeutung für die Verbesserung einer Rasse verloren geht. Es ist das eine Gefahr, die meistens viel zu gering geschätzt wird, die aber unsrer Meinung nach die Ursache ist, dass in der holländischen Pferdezucht gute Vatertiere, die sich durch eine sehr gute Nachkommenschaft auszeichneten, niemals Generationen hindurch ihren Einfluss auf die Zucht geltend gemacht haben. Bei dem Rindvieh ist dieser Fehler weniger oft gemacht worden; man ist jetzt bestrebt Blutlinien zu züchten, und einzelne Provinzen, wie Friesland und in den letzten Jahren auch Nordholland suchen durch Prämierung der Bullen, die eine sehr gute Nachkommenschaft erzeugt haben, dieses Vorhaben zu unterstützen.

Nordholland besitzt zwar schon seit fünfzehn Jahre eine Blutlinie, die durch die hervorragende Arbeit des verstorbenen Züchters Groneman gebildet wurde und jetzt von allen Züchtern dieser Provinz bevorzugt wird. In einer holländischen Schrift habe ich die Bildung dieser Familie nebst ihren typischen Eigenschaften in der Weise, wie Dr. Rothes und der leider im Krieg gefallene Dr. Groenewold es in Deutschland getan haben, näher beschrieben. Diejenigen, die sich für Beispiele starker Inzucht und für die Methode, die durch grosse Züchter bei der Herstellung einer berühmten Blutlinie angewandt wird, interessieren, seien auf diese Arbeiten hingewiesen. Es ist auf verschiedene Weise möglich den Anteil, den eine Familie an der Bildung eines Tieres hat, zu vergrössern und hierdurch dem Tiere das Gepräge der Familie zu verleihen. Wer über Inzucht oder Zucht in Blutlinien spricht oder schreibt, wird manchmal in landwirtschaftlichen Kreisen die Behauptung gehört haben, es sei sehr gefährlich, die Inzucht so weit zu treiben, dass bei einem Tier der Typus dieser Familie sehr stark ausgeprägt wird.

Wenn man dies plötzlich in einer Generation erreichen will, kann nicht geleugnet werden, dass die dazu notwendige enge Familienzucht grosse Gefahren mit sich bringt.

Ganz anders wird die Sache aber, wenn man durch mehrere Generationen schliesslich Tiere bilden will, die ohne in ihrer Abstammung Beispiele einer starken Familienzucht zu besitzen, doch sehr viel Blut einer Linie in sich tragen. Unten haben wir ein Beispiel einer solchen Abstammung gegeben und in der von Raymond Paarl angegebenen Weise die Stärke der Inzucht auf die Tiere R und W, die auch wieder mit einander verwandt sind (W ist Grossvater von R) näher berechnet.

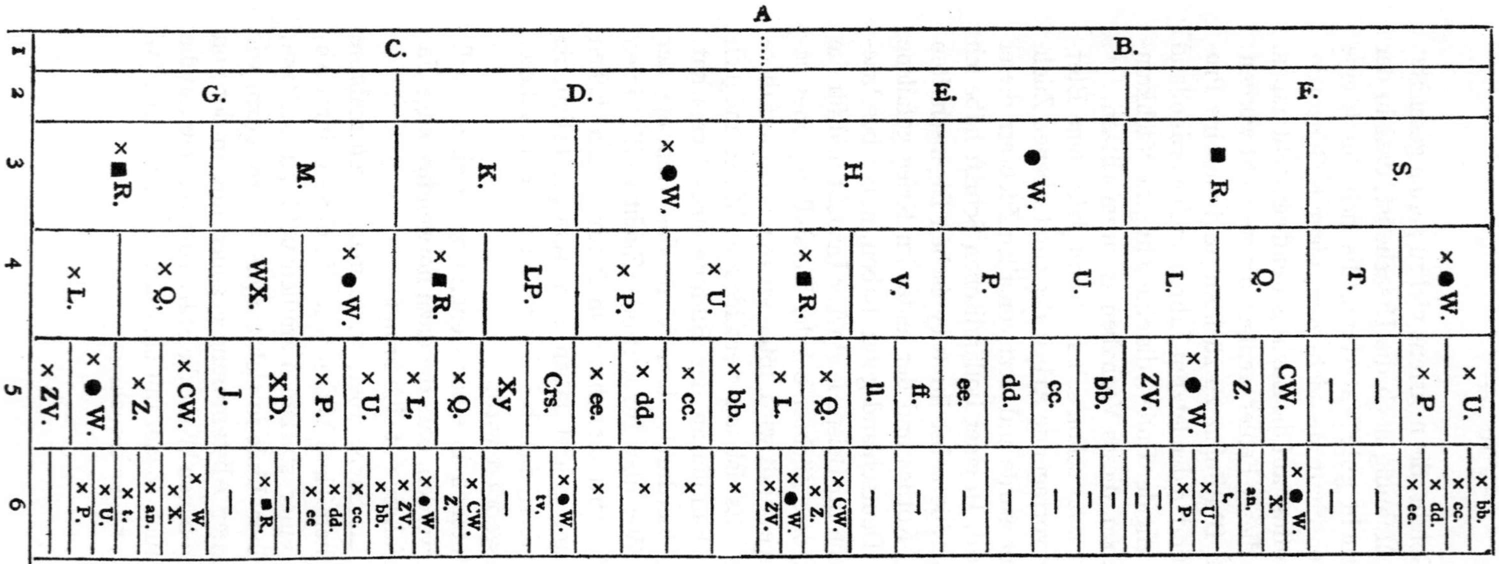

<table>
<tr><td colspan="33" align="center">A</td></tr>
<tr><td>1</td><td colspan="16">C.</td><td colspan="16">B.</td></tr>
<tr><td>2</td><td colspan="8">G.</td><td colspan="8">D.</td><td colspan="8">E.</td><td colspan="8">F.</td></tr>
<tr><td>3</td><td colspan="4">× ■ R.</td><td colspan="4">M.</td><td colspan="4">K.</td><td colspan="4">× ● W.</td><td colspan="4">H.</td><td colspan="4">● W.</td><td colspan="4">■ R.</td><td colspan="4">S.</td></tr>
<tr><td>4</td><td colspan="2">× L.</td><td colspan="2">× Q.</td><td colspan="2">WX.</td><td colspan="2">× ● W.</td><td colspan="2">× ■ R.</td><td colspan="2">LP.</td><td colspan="2">× P.</td><td colspan="2">× U.</td><td colspan="2">× ■ R.</td><td colspan="2">V.</td><td colspan="2">P.</td><td colspan="2">U.</td><td colspan="2">L.</td><td colspan="2">Q.</td><td colspan="2">T.</td><td colspan="2">× ● W.</td></tr>
<tr><td>5</td><td>× ZV.</td><td>× ● W.</td><td>× Z.</td><td>× CW.</td><td>J.</td><td>XD.</td><td>× P.</td><td>× U.</td><td>× L,</td><td>× Q.</td><td>Xy</td><td>Crs.</td><td>× ee.</td><td>× dd.</td><td>× cc.</td><td>× bb.</td><td>× L.</td><td>× Q.</td><td>ll.</td><td>ff.</td><td>ee.</td><td>dd.</td><td>cc.</td><td>bb.</td><td>ZV.</td><td>× ● W.</td><td>Z.</td><td>CW.</td><td>—</td><td>—</td><td>× P.</td><td>× U.</td></tr>
<tr><td>6</td><td></td><td>× P.
× U.</td><td>× t.
× an.</td><td>× X.
× W.</td><td>—</td><td>× ■ R.
—</td><td>× ee
× dd.</td><td>× cc.
× bb.</td><td>× ZV.
× ● W.</td><td>Z.
× CW.</td><td>—</td><td>tv.
× ● W.</td><td>×</td><td>×</td><td>×</td><td>×</td><td>× ZV.
× ● W.</td><td>× Z.
× CW.</td><td>—</td><td>—</td><td>—</td><td>—</td><td>—</td><td>—
—</td><td>—
—</td><td>× P.
× U.</td><td>t.
an.</td><td>X.
× ● W.</td><td>—</td><td>—</td><td>× ee.
× dd.</td><td>× cc.
× bb.</td></tr>
</table>

7	Inzucht 1	2	3	4	5	6
R.	—	—	1	2	4	8
W.			1	2	4	8
R.				1	2	4
R.				1	2	4
W.				1	2	4
W.				1	2	4
W.					1	2
W						1
W,						1
			2	8	17	37

Tot. 1 = $\frac{0}{2}$

2 = $\frac{0}{4}$

3 = $\frac{2}{8}$

4 = $\frac{8}{16}$

5 = $\frac{17}{32}$

6 = $\frac{37}{64}$

In dieser Ahnentafel kommen einige Beispiele einer engen Inzucht vor und doch sind die vier Töchter der Kuh R so mit Kindern des Bullen W und mit W selbst gepaart, dass eine Inzucht von mehr als 50 % stattgefunden hat; das bedeutet also eine grössere Inzucht, als wenn Vater und Mutter von A volle Brüder und Schwestern gewesen wären, vorausgesetzt, dass der gemeinschaftliche Vater dieser beiden Eltern in früheren Generationen von keinem Tiere abstammte, das auch in der Abstammung der gemeinschaftlichen Mutter der Eltern zu finden ist.

Auf diese Weise kann unter Vermeidung starker Inzucht, welche vielleicht zu weniger günstigen Resultaten führen würde, doch das Blut einer Familie so dominierend gemacht werden, dass die Eigenschaften dieser Familie wahrscheinlich durch sehr viele doppelt vorkommende Faktoren, bei dem letzten Spross aus diesem Stamm sehr konstant vererbt werden, während sie bei den Urahnen nur durch heterozygotische Kombination derselben Faktoren verursacht worden waren.

Die Nachkommenschaft dieses Tieres wird also sehr konstant die guten aber auch die schlechten Eigenschaften des Urvaters zeigen können und es ist die schwierige Aufgabe des Züchters, die Tiere so zu wählen dass möglichst viel gute aber sehr wenig schlechte Eigenschaften der Familie auftreten. Will nun das Glück, dass in der Familie ein Tier geboren wird, das einen Kardinalfehler der Familie nicht besitzt, so ist dieses Tier für den Züchter von grossem Wert, da es ihm die Möglichkeit eröffnet innerhalb der so beliebten Blutlinie Nachkommen zu züchten, welche diesen Fehler seltener besitzen und diese Nachkommenschaft durch rationelle Zuchtwahl wieder eine Verbesserung der späteren Generationen derselben Blutlinie bringen kann.

Damit ist dann viel mehr erreicht als mit Blutauffrisschung, da die so erwünschte Konstanz in der Vererbung der anderen Eigenschaften erhalten bleibt. Es wäre über dieses Thema im Anschluss an die tierzüchterische Praxis noch sehr viel zu sagen. Wir würden dann jedoch weniger des Prinzip der Anwendung der neueren Erblichkeitslehre als die praktische Ausführung dieser Anwendung behandeln; diese Dinge gehören mehr in Lehrbücher über allgemeine Tierzucht.

Wir möchten aber im Anschluss an die Blutlinienzucht der

Verarbeitung der in der Praxis gesammelten Resultate noch einige Worte widmen.

Wenn es sich um die Verarbeitung der Vererbungserscheinungen bei bereits bekannten qualitativen Faktoren handelt, liegt alles, wenn nur wenige Faktoren in Betracht kommen, nicht so verwickelt, dass es grosser mathematischer Berechnungen bedürfte.

Es kann dann geboten sein die Wahrscheinlichkeit zu berechnen, mit der auf bekannte Mendelverhältnisse wie 3 : 1, 1 : 2 : 1, 9 : 3 : 3 : 1, 9 : 7, 12 : 4 u.s.w. geschlossen werden kann; wir möchten hierfür auf Johannsen's Buch „Elemente der exakten Erblichkeitlehre" verweisen, wo bei Behandlung der alternativen Variabilität (bekanntlich kann jeder Mendelfall mit qualitativen Faktoren so aufgefasst werden) diesem Thema volle Aufmerksamkeit geschenkt ist.

Bei dem Auftreten quantitativer Faktoren ist das Mittelmass einer Rasse für eine bestimmte Eigenschaft erst durch Messungen, Wägungen oder anderweitig zu bestimmen. Durch Klassenordnung der erlangten Resultate, Berechnung der Standardabweichung, des Mittelfehlers, u.s.w. in der Weise, wie ich es im Jahrbuch für wissenschaftliche und praktische Tierzucht 1914 für verschiedene Körpermasse bei friesischen Rindern von 2—2½ Jahren getan habe, ist dann ein richtiger Begriff von der Variabilität der betreffenden Eigenschaften und den Charakteren der Rasse zu erhalten.

Dann sind die Quantitäten einer Eigenschaft innerhalb einer Familie ebenso zu verarbeiten und mit den Mittelwerten der Rasse zu vergleichen.

Auf diese Weise kann in manchen Fällen eine mathematische Definierung der Unterschiede bestimmter Familien und der Unterschiede dieser Familien mit dem Mittelmass einer Rasse gegeben werden, die uns gestattet später bestimmen zu können ob eine Verbesserung eingetreten ist oder nicht. Die Zuchtwahl wird also so zu sagen für verschiedene Eigenschaften mathematisch illustriert und eine derartige Illustration kann bei Vererbungsstudien von grossem Nutzen sein.

Die auf diese Weise erworbene Sachkenntnis ist bei der Auswahl der Zuchttiere von grossem Wert und gibt dem Züchter für die eventuell zu ergreifenden praktischen Massregeln eine grössere Sicherheit.

Bei Vererbungsstudien über quantitative Faktoren will es uns angezeigt erscheinen, die gewonnenen Resultate bei verschiedenen Generationen so zu ordnen, dass eventuelle Korrelationen daraus berechnet werden können und wir verweisen hierfür wieder auf Johannsen's fundamentales Buch.

Dass die Kenntnis der Blutlinien in der Tierzucht noch recht lückenhaft ist und eine sachgemässe Zusammenstellung verschiedener Linien im Interesse der landwirtschaftlichen Tierzucht vor andern Arbeiten von grossem Wert sein würde, ist schon durch verschiedene Forscher in der Tierzucht betont worden. Die Stütze, welche die Deutsche Gesellschaft für Züchtungskunde und der holländische „Verein fürwissenschaftliche Zucht" diesen Arbeiten verleihen, ist ein Beweis für die richtige und sachgemässe Auffassung, der diese Gesellschaften in bezug auf die Hebung der Tierzucht huldigen.

Wageningen — Holland 1916.

DIE BEDEUTUNG DES MENDELISMUS

FÜR DIE

LANDWIRTSCHAFTLICHE TIERZUCHT

VON

J. H. W. TH. REIMERS

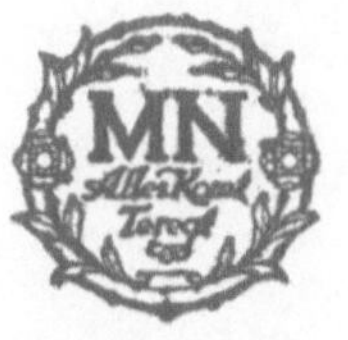

'S-GRAVENHAGE
MARTINUS NIJHOFF
1916